JN029232

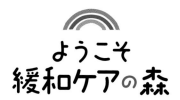

ようこそ
緩和ケアの森

患者・家族との
コミュニケーション

シリーズ監修　　シリーズ編集
森田達也　　柏木秀行

著　　大武陽一　山口健也　平山貴敏

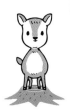

南江堂

シリーズ監修

森田 達也
（聖隷三方原病院緩和支持治療科）

シリーズ編集

柏木 秀行
（飯塚病院連携医療・緩和ケア科）

執 筆

大武 陽一
（たけお内科クリニック からだと心の診療所）

山口 健也
（JCHO九州病院緩和ケア科）

平山 貴敏
（国立がん研究センター中央病院精神腫瘍科）

シリーズ監修にあたって
～緩和ケアの森をのぞいてみませんか？～

「緩和ケア」という森にはいろんな木が生えている．すでに大木となったケヤキは「痛み」とか「オピオイド」だろうか—どこからどのように話を聞いていっても，知らない幹，知らない枝が目の前に展開されていく．一方で，カエデやツバキのように，大木というわけではないが，季節や時間によって見える姿を変える木々もある—緩和ケアでは呼吸困難や消化器症状であろうか．働いている環境や経験年数によって，見える木々の種類も違ってくる．

森全体を見て，ああ照葉樹林だね，里山って感じだね～～，この辺は針葉樹だねえ，神秘的だねえ…そのような見方もいいが，一本一本の木をもっとよく見たいという人も多いに違いない．本シリーズは，最近にしては珍しく緩和ケアの森まとめて1冊ではなく，領域ごとに木の1つひとつを見ることのできるようにデザインされた著作群である．教科書やマニュアルでは，他の領域との兼ね合いでそれほど分量を割くことのできない1つひとつの話題を丁寧に追っていくことで，緩和ケアという森に生えている「いま気になっている木」「いつも気になっている木」から分け入っていくことができる．

本シリーズにはいくつかの特徴がある．

1つめは，**対象疾患をがんに限らないようにしたことである**．本シリーズの読者対象を，がん緩和をどっぷりやっている臨床家よりは，比較的経験の少ない—つまりはいろいろな患者層を診る日常を送っている臨床家としたためである．がん患者だけを診るわけではない臨床を想定して，がん/非がんの区別なく使用できる緩和ケアの本を目指した．

2つめは，**執筆陣を若手中心に揃えたことである**．編集の柏木秀行先生が中心となり，さらに若手の医師たちが執筆の中心を担った．これによって，ベテランになったら「そんなこと悩んでたかな？」ということ—しかし最初に目の当たりにしたときには「あれ，これどうするんだろう？？！！」とたしかに立ち止まったところを，現実感をもって記述できていると思う．

3つめは，**症状緩和のみならず，治療に伴う患者・家族とのコミュニケーション，多職種とのコミュニケーションに比較的多くのページが割かれていることである**．これは，「するべき治療はわかっても，それをリアルにどう展

開するかで悩む」若手医師を念頭に置いた結果である．同じ趣旨で，多くの
パートで「ちょっとつまずいたこと」「ひやっとしたこと」も生々しく記載されて
いる．臨床経験が多いと10年したら「あ～～それ，あるある」ということで
あっても，経験初期であらかじめ知っておくことで，落ちなくていい落とし
穴にはまらずに済むことができる．

　つまり本シリーズは，①がんだけでなく非がんも，②若手中心の執筆陣に
より，③治療の選択だけでなく周辺の対応のしかたを含めて，緩和ケア全体
ではなく1つひとつのトピックで展開してみた著作群ということになる．監修
だけしていても面白くないので，各巻で，筆者もところどころに「合いの手」
を入れさせてもらっている．ちょっとしたスパイスに，箸休めに楽しく読ん
でもらえればと思う．

　本シリーズが，緩和ケアという森に足を踏み入れる読者のささやかな道案
内役になれば幸いである．

　2023年6月

　　　　　　　　　　　　　　　　　　　　　　森田　達也

シリーズ編集にあたって
～緩和ケアの森の歩き方～

　巷に増えてきた緩和ケアの本とは，一線を画すユニークな企画にしたい！この想いをぎゅっと込めて，気心の知れた仲間たちと作ったのがこの「〈ようこそ 緩和ケアの森〉シリーズ」です．あまり整備されていない森を歩いてみると，まっすぐに進むことの難しさがわかります．まっすぐ進もうにも，足元に気をつけながら，木枝を避けて進んでいる間に方向感覚も失ってしまいます．本当にこちらに進んでいって大丈夫なのだろうか？　そのような状況には恐怖すら覚えますよね．

　今や世の中の多くの方が，人工知能を中心としたテクノロジーの凄まじさを体感する時代です．診療の多くはフローチャートやアルゴリズムに落とし込まれ，緩和ケア領域においても勉強しやすく，特に初学者にとっては良い環境になりました．一方，緩和ケアのリアルワールドでは，必ずしもそれだけでは太刀打ちできないこともしばしば生じます．やはり「知っている」と「できる」にはそれなりの差があるのだと思います．「できる」までの過程は，森の中を手探りで進む感覚にも近く，進んでいることすらわからなくなってしまいます．

　では，「知っている」と「できる」の間にあるギャップを埋めるためには何が必要なのでしょう？　一言で言うと，**経験**なのかもしれません．経験を積み重ねればいつか「できる」ようになるよというアドバイス…．まあ，長く臨床を経験すれば，できることは増えていくのでしょうけど．この経験，もうちょっと言語化してみようと思います．

経験＝投入時間×試行回数×気づき効率

　これが臨床家としてしばしば言われる「経験」を，私なりに言語化したものとなります．「これだから最近の若者は…」なんて言葉も聞こえてきそうですけど，Ｚ世代とは程遠い私だってコスパは大事です．そうなると，試行回数と，そこから学ぶ（気づく）効率をいかに最大化できるかが大切になります．

　この観点で言うと，本シリーズは初学者から一歩足を踏み出そうとしている方にとって，この試行と気づきを最大化させる本なのです．先輩方がまさしく同じように「脱・初心者！」ともがいていたあの頃，いろいろ試行し，時

に失敗し，学んできたエッセンスを惜しみなく披露してくれています．そしてそこに，森田達也先生の監修が加わり，森で迷っているときに出会った，木漏れ日のようなコメントが心を癒してくれます．ぜひ，緩和ケアの森で遭難することなく，執筆陣の過去の遠回りを脇目に楽しみながら，あなたにしかできない緩和ケアを実践していってください．

2023年6月

柏木　秀行

はじめに

　本シリーズは，緩和ケア初学者を対象に，より噛み砕いた平易な解説を行う「緩和ケアの入門書シリーズ」として企画されたものです．そのなかでも本書は「患者・家族とのコミュニケーション」をテーマとしています．

　緩和ケアというと第一に疼痛緩和を思い浮かべるかもしれませんが，どのような症状の緩和においても，患者・家族とのコミュニケーションが十分でなければ適切な評価・治療は行えません．また，コミュニケーションそのものが患者・家族に対するケアの第一歩になります．したがって，患者・家族とのコミュニケーションは緩和ケアにおいて最も基本的であり，どの医療者にとっても十分に実践できることが求められる課題です．

　通常のコミュニケーションは自信をもって行えていても，実臨床ではさまざまな困難なシチュエーションがあり，患者・家族とコミュニケーションがうまくとれない場合もあります．そのようなとき，個人でどのように対応するか，どこまで対応して，どこから上級医や他職種に助けてもらうか，どのように情報共有するか，などの判断も重要になってきます．さらに，コミュニケーションが難しい患者に対応する過程では，医療者同士の職種間で対立構造が生じてしまい，関係性が悪くなってしまうことも少なくありません．それは患者・家族に対するケアにおいても良い結果につながりません．したがって，患者・家族に対するコミュニケーションのみならず，医療者間でのコミュニケーションの工夫やコツを掴んでおくことも重要です．

　本書は，希死念慮や怒りなどの難しい場面の対応から不安障害やうつ病，認知症，発達障害，パーソナリティ障害，スピリチュアルペインに至るまで，実臨床上，皆さんが困るであろうシチュエーションの患者・家族とのコミュニケーションに焦点を当てて解説しています．初学者がつまずきやすいポイントの解説に加えて，各執筆者が，日常臨床で実践しているコツを示した「私のプラクティス」，失敗した実体験からの学びを示した「私の失敗談」，学びをより深めたい方に向けた「さらにレベルアップしたい人のために」などの内容を加え，できるだけ実践的で平易な解説を意識して執筆しました．

本書が，読者の皆さんの患者・家族とのコミュニケーションの質を高めるとともに，本シリーズ全体を通読いただくことで緩和ケアに必要な知識が身につき，自信をもって緩和ケアを実践する一助となることを願っています．

　2023年6月

執筆者一同

目　次

第 1 章

コミュニケーションの大原則

1. 難治性疾患の患者の心理と患者・家族とのコミュニケーション

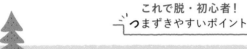

これで脱・初心者！
つまずきやすいポイント

① コミュニケーションとは一方的な伝達ではなく「共有」するものです. 「コミュニケーション」のそもそもの意味に立ち戻って考えましょう.

② 「病の軌跡」とその時々の心理状態に応じたコミュニケーションを心がけましょう. 難治性疾患の患者はさまざまな心理状態を経ます.

③ 緩和ケアだけでなく，医療現場のあらゆる場面でコミュニケーションは重要です. このコミュニケーションの学びを緩和ケア領域以外でも活用しましょう.

① コミュニケーションとは一方的な伝達ではなく「共有」するもの

「コミュニケーション」と聞いて，真っ先に思いつくことは何でしょうか？ 一度考えてみてください.

- ・診療場面での医師–患者・家族とのコミュニケーション
- ・他職種とのコミュニケーション
- ・自身の日常生活（家庭など）のコミュニケーション
- ・マスコミュニケーション（新聞，出版，放送など）

などなど. 我々の社会にはコミュニケーションがあふれています. では，コ

ミュニケーションとは何でしょうか？

コミュニケーションを『広辞苑 第七版』で引くと，以下のように記載されています．

①社会生活を営む人間の間で行う知覚・感情・思考の伝達．言語・記号その他視覚・聴覚に訴える各種のものを媒介とする．「マス-—」「会社内の—が悪い」
②動物個体間での，身振りや音声・匂いなどによる情報の伝達．
③細胞間の物質の伝達または移動．細胞間コミュニケーション．

そもそもコミュニケーションの語源はラテン語のコムニカチオ（communi-catio）もしくはコムニス（communis），コミニカーレ（communicare）といわれています（諸説あり）．これらの用語は「分かち合うこと」「共有すること」などといった意味を有します．すなわち，**コミュニケーションのゴールは一方的な「伝達」ではなく，複数の当事者が「共有すること」**だとまず認識しましょう．

したがって，情報の送り手側が「伝えた」という気になっていても，受け手側に全く伝わっていなかったらコミュニケーションになりません．俗に言う，コミュニケーションエラーというやつですね．医療の現場にはこの「コミュニケーションエラー」が発生する土壌が非常に多くあります．特に医学知識に関しては医療者と患者・家族の間には大きな隔たりがあります（情報の非対称性）．最近は，インターネット技術の発達により，自身の症状や病気についてあらかじめ調べてくる方も多くなってきました．しかしそれでも正しい情報にアクセスできている方は一部にとどまり，的外れな情報に当たって不安に思っていたり，時にはいわゆる「トンデモ医療」の方向に入りかけている方も少なくありません．

したがって，我々医療者も「コミュニケーション」の重要性についてよく認識し，学びを深める必要があります．

② 「病の軌跡」とその時々の心理状態に応じたコミュニケーションを

難治性疾患の患者はさまざまな心理状態をたどります．難治性疾患，特にがんの患者において，最も有名な心理的描写はエリザベス・キューブラー・

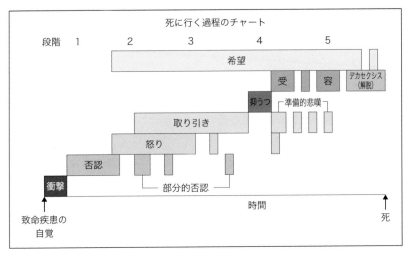

図1　死の受容の5段階

〔エリザベス・キューブラー・ロス（著），鈴木　晶（訳）：死ぬ瞬間—死とその過程について，p430，中央公論新社，2020を参考に作成〕

ロスの「**死の受容の5段階**」でしょう（図1）[1]．またがん以外の領域においても，難治性疾患患者の心理研究は種々なされており，似たようなモデルが提唱されています．

> **Dr 森田より**
> エリザベス・キューブラー・ロスを有名にした『死ぬ瞬間』の原題は"On Death and Dying"で「死と死にゆくことについて」という意味ですが，邦題のほうが目を引きます．彼女は後年，死を前にした子供に「死んだあとは蝶になる」と説くようになりました．彼女自身がどのように死を迎えるかは少なくない関係者の注目を浴びていましたが，実際にはかなり強い不安と向き合うことになったようです．死についての関心の根底には，自分自身の死後の世界への不安があったのかもしれませんね．

　また，患者・家族とのコミュニケーションのなかで予後予測は非常に重要です．予後予測については本シリーズ5巻『死亡直前期の患者を診る』に譲りますが，緩和ケアの領域では近年，予後予測研究が非常に盛んになってきています．予後予測を伝えるという高度なコミュニケーションだけでなく，予後を見据えた生活をどう支えるかという視点からも，より正確な予後予測が必要でしょう．

私の失敗談

〜医療者側の焦りは禁物〜

　死の受容の5段階(図1)[1]において，最終段階は「受容」とされていますが，実際に「受容」に至っている患者はどれくらいいるのでしょうか？　詳しい割合を見た研究は筆者の知る限りありませんが，「受容してもらわないと！」と思って医療者側が焦るのは禁物です．筆者自身もこの落とし穴にはまり，余計に事態をこじらせたことは何度かあります．そして，一見「受容」したかのように見える患者や家族の語りを聞くと，受容というよりも「諦め」に近い心境という方も少なくありません．

　また，医療者側が「否認」段階の患者や家族に対して「否認」というレッテル貼りをしている光景も時々目にします．もちろん「否認」という防衛機制の一段階であると認識するのは大切ですが，そこから無理に抜け出させようとすることは，逆に患者にとって不利益になる可能性がある点も頭の片隅に入れておきましょう．

> **Dr 森田より**
> 　否認(denial)というのはもともとはcoping(コーピング)の一形態としての用語なのですが，否定的なニュアンスがあることから最近は希望(hope)と言い換える傾向があります．

　加えて，疾患ごとの病の軌跡(illness trajectory)[2~5]についてもよく知っておくことは，緩和ケアに関わる医療者としては必須です．がんのように比較的死亡直前期まで日常生活動作(activities of daily life：ADL)が維持される疾患もある一方で，臓器障害のように急性増悪を繰り返す疾患，またフレイルや認知症のように，低空飛行しながら徐々に身体機能が落ちていく経過をたどる疾患までさまざまです(図2)．その時々の心理状態の揺れが生じることは必然で，これらの病の軌跡に沿った心理的支援が望まれます．

 ## 3 緩和ケアだけでなく，医療現場のあらゆる場面でコミュニケーションが重要

　本書は緩和ケア，特に難治性疾患の患者に焦点を当てていますが，それ以外の場面でも医療現場におけるコミュニケーションの重要性は論を俟ちませ

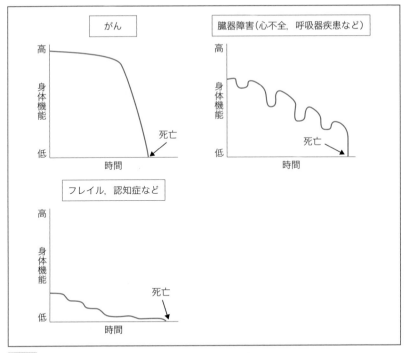

図2　予後予測に有用な病の軌跡(illness trajectory)

(Lunney JR et al：Patterns of functional decline at the end of life. JAMA **289**：2387-2392, 2003を参考に作成)

ん. **コミュニケーションの背景には必ずコンテクスト(文脈)があります**. 逆にいうと，文脈なしのコミュニケーションは存在しません.

　コミュニケーションについて語るとき，筆者がいつも紹介する書籍があります. 劇作家平田オリザ氏の『わかりあえないことから―コミュニケーション能力とは何か』[6]という書籍です. このタイトルにある「わかりあえないこと」は，コミュニケーションの本質を突いていると考えます. わかり合えないという前提に立って，わかり合う努力をすることが大切ですね.

　また，よく知られているようにコミュニケーションは言語的なものだけとは限りません. 立ち居振る舞いや声の抑揚，仕草など，非言語的なものを含むすべてがコミュニケーションです.

　皆さんは「**治療的自己(therapeutic self)**」という言葉をご存知でしょうか？「薬としての医師(医療者)」もしくは「医師(医療者)という薬」ともいわれるこ

の言葉は，米国モンタナ州立大学心理学教授であったジョン・G・ワトキンスによって提唱された概念で，同じ治療を行うとしても，治療者によって結果に差が生じることから生まれた言葉です[7]．その背景には，医学的知識や診療技術，臨床経験以外の，患者との信頼関係のつくり方ややりとりの仕方に現れる人間的な部分があると指摘しています．そしてこの「人間的な部分」の大きな部分を占めるのがコミュニケーションです．

Column

～"Hope for the best and prepare for the worst"
—最悪の事態に備えつつ，最良の事態を期待する—～

　この言葉の提唱者には諸説あり，英国の首相ベンジャミン・ディズレーリが残した言葉とも，「ムーミン・シリーズ」を書いたフィンランドの作家トーベ・ヤンソンが，小説のなかで登場人物のリトルミイに託した言葉ともいわれています．

　筆者自身，この言葉を常に意識しながら緩和ケアに携わってきました．とある患者のエピソードですが，死亡直前期は自宅で過ごしたいという希望が強いものの，死期は間近に迫っている方がいました．我々医療者としては，何とか最期は自宅に帰りたい．そんな思いから，想定される急変に備えつつ，まずは自宅への外出を試みました．万が一の事態に備え，医療者が酸素を担ぎながら，家族に連れられての一時帰宅．自宅で撮った，患者の家族との笑顔の写真は忘れることができません．そして，その数日後，患者は病院で静かに息を引き取りました．最期を自宅で迎えることはできませんでしたが，家族は短い時間でも自宅で過ごせたことに，大変感謝を述べてくれました．

> Dr 森田より
> 出自が多少異なるかもしれませんが，"Hope for the best and prepare for the worst"は近年注目の災害領域でもよく使われます．

［医療現場におけるコミュニケーション］

　がん医療におけるコミュニケーションには，いくつかの階層が存在します．まずすべての土台となるのが基本的なコミュニケーションスキルで，これはがん医療におけるあらゆる場面で必要となります(表1)[8]．

　続いて，悪い知らせを伝えるコミュニケーション，さらには困難なケースに対するコミュニケーションと続き，**最も難しいコミュニケーションは精神疾患に対するコミュニケーション**とされます(図3)[8]．

表1　基本的なコミュニケーションスキル

スキル	例
環境設定	身だしなみを整える 静かで快適な部屋を設定する 時間を守る 座る位置に配慮する 目や顔を見る 目線は同じ高さを保つ 挨拶をする 名前を確認する 礼儀正しく接する
話を聞く スキル	目や顔を見る 相づちを打つ
質問する スキル	開かれた質問をする 例「この1週間いかがお過ごしでしたか？」 (閉じられた質問例「痛みはありますか？」「はい/いいえ」)
共感する スキル	・共感 　・患者の気持ちを繰り返す 　　　→例「……(沈黙)……死にたいくらいつらいのですね」 　・沈黙(5〜10秒)を積極的に使う 　　　→例「……(沈黙)……」(患者が目を上げ，発言するのを待つ) ・承認 　・患者の気持ちはもっともなことだと正当性を伝える 　　　→例「このような症状のなかでお仕事をされて，さぞやつらかったでしょう」 　　　　「皆さんそのように思われますよ」 　　　　「多くの患者さんも同じような経験をされています」 ・探索 　・患者の気持ちや気がかりを探索し，理解する 　　　例「ご心配を教えていただけますか？」

(日本サイコオンコロジー学会：コミュニケーション技術研修会テキストSHARE3.3版，2018より許諾を得て転載)[http://www.share-cst.jp/img/3.3part-2.pdf](2023年6月1日閲覧)

［意思決定の場面でのコミュニケーション］

　また，コミュニケーションは意思決定の場面においても重要です．医療現場には，大きく分けて図4のような4つの意思決定があり，各々に必要な意思決定のスタイルが異なります．特にがん医療や緩和ケアの領域では，不確実性が高いなかでの意思決定が必要な場面が多くあり，このような際には**shared decision making（SDM：共有意思決定・共同意思決定）が必須です．**

　また，図4でも示されているように，治療の選択肢が複数あるシチュエーションにおいてもSDMが有用です．

　このSDMを行うに当たっては，患者・家族の価値観や選好の理解が大変重要です．これには家庭医療学で用いられる「**患者中心の医療の方法**」が力を発揮します（図5）[9]．まずは健康・疾患・病気の経験を探ることから始め，患者を全人的に理解し，共通の理解や基盤を見出す，さらには患者-臨床家関係を強化する．このいずれの場面においても，良好なコミュニケーションは必須です．

　SDMと患者中心の医療の方法の例として，サッカーの髙原直泰選手の例がよく取り上げられます．髙原選手は20歳代のころに深部静脈血栓症に罹患しました．通常であれば，当時の標準的治療は抗凝固療法としてのワルファリン

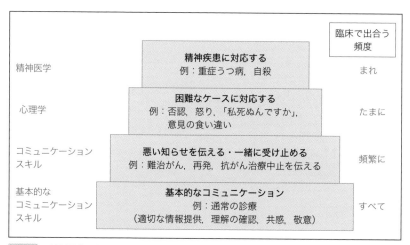

図3　がん医療におけるコミュニケーション

（日本サイコオンコロジー学会：コミュニケーション技術研修会テキストSHARE3.3版，2018より許諾を得て改変し転載）〔http://www.share-cst.jp/img/3.3part-2.pdf〕（2023年6月1日閲覧）

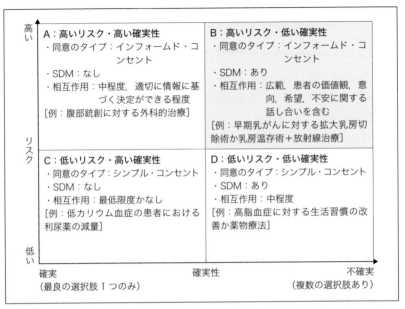

図4　4つのタイプの意思決定におけるインフォームド・コンセントとSDMの分布

（Whitney S et al：A typology of shared decision making, informed consent, and simple consent. Ann Intern Med **140**：54-59, 2004 より引用）

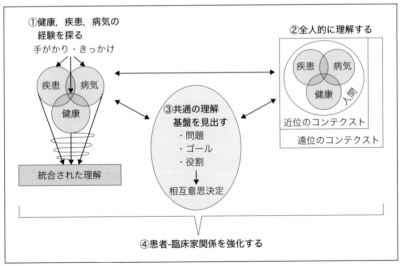

図5　患者中心の医療の方法──相互に作用する4つの構成要素

〔葛西龍樹（監訳）：患者中心の医療の方法 原著第3版，羊土社，東京，p19，2021 より許諾を得て転載〕

内服でしたが，コンタクトスポーツにおいて抗凝固療法の内服は選手生命に
関わることから，長距離移動前のみヘパリン自己注射をするという選択肢を
とりました．これは，患者中心の医療に基づいて行われたSDMの一例です．

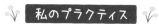

〜「人生雑談」のススメ〜

　医療現場のコミュニケーションにおいて，筆者個人としては「雑談」を非常に
大切にしています．仕事の話，趣味の話，関係性ができてくれば家庭内の
話…などなど．もちろん，外来では診察時間も限られており，長時間にわたっ
て話し込むことは難しいですが，それでも患者の日常が見えるような雑談を必
ず1つはできるようにと心がけています．

　緩和ケアの領域のなかで，特にコミュニケーションが求められることの1つ
にアドバンス・ケア・プランニング（advanced care planning：ACP）の話し合
いがあります．愛称として「**人生会議**」が厚生労働省から提案されていますが，
「会議」というと仰々しい感じが否めません．もちろん，重要な意思決定場面に
おけるACPは「会議」的なものになることは仕方がないと思いますが，むしろ
日頃の「人生雑談」（プチACP）を通じて，その方の人となり，考え方，価値観
などを掴んでおくことのほうが重要ではないかと考えています．また同時に，
さまざまな関係者・多職種での関わりも重要で，これらを紡いでいくことで，
より良い意思決定ができると思っています（図6）．

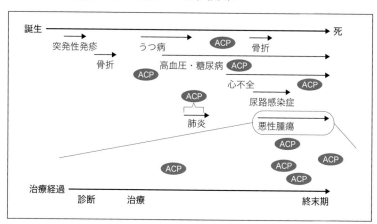

図6　誕生から死亡までの人生雑談（プチACP）の例

さらにレベルアップしたい人のために

～コミュニケーションスキルを身につけよう～

　コミュニケーションはスキルです．もちろん生まれつき(？)センスが良い人がいることは否定しませんが，日本緩和医療学会によるPEACEプロジェクトの緩和ケア研修会などでもコミュニケーションのモジュールがあるように，ある程度は知識・技術で補完・上達しうるものでもあります．具体的には，日本ではSHAREが有名です[8]．このSHAREは，Supportive environment(サポーティブな環境設定)，How to deliver the bad news(悪い知らせの伝え方)，Additional information(付加的情報の提供)，Reassurance and Emotional support(安心感と情緒的サポート)の頭文字をとったもので，がん医療において医師が患者に悪い知らせを伝える際の効果的なコミュニケーションについて，患者へのヒアリングを基にまとめたものです．SHAREのコミュニケーションスキルを用いたコミュニケーションスキルトレーニング(SHARE-CST)は，日本サイコオンコロジー学会の主催により全国各地で行われています．なお，この研修を受けたがん専門医を対象とした研究結果が報告されており，医師側のコミュニケーションに関する自己効力感が向上したほか，患者アウトカムとしても，抑うつ・不安と医師への信頼感・満足感において有意差をもって良い結果が得られています(図7)[10]．SHAREの詳細は次項「2.コミュニケーションで大失敗しないために～コミュニケーションスキルと行動経済学～」をご参照ください．

> **Dr 森田より**
> 　SHAREは要素別になっているのでちょっとわかりにくいと感じる方は，時系列順のSPIKESでもおおむね内容は一緒です(SHAREでは「起承転結」と言い直していますが)．

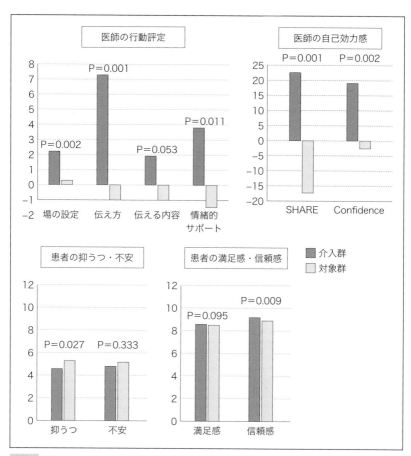

図7 CST介入群と統制群の医師の行動評定,自己効力感,患者の抑うつ・不安,満足感・信頼感の比較

(Fujimori M et al：Effect of communication skills training program for oncologists based on patient preferences for communication when receiving bad news：a randomized controlled trial. J Clin Oncol **32**：2166-2172, 2014を参考に作成)

文献

1) エリザベス・キューブラー・ロス(著)，鈴木　晶(翻訳)：死ぬ瞬間─死とその過程について，中央公論新社，東京，2020
　▷ 死の受容の5段階を記した超有名な書籍です．

2) Murray SA et al：Illness trajectories and palliative care. BMJ **330**：1007-1011, 2005

3) Lunney JR et al：Profiles of older medicare decedents. J Am Geriatr Soc **50**：1108-1112, 2002

4) Murray SA et al：Palliative care from diagnosis to death. BMJ **356**：j878, 2017

5) Lynn J：Perspectives on care at the close of life. Serving patients who may die soon and their families：the role of hospice and other services. JAMA **285**：925-932, 2001
　▷ 2)〜5)は病の軌跡(illness trajectory)に関する主要文献です．

6) 平田オリザ：わかりあえないことから─コミュニケーション能力とは何か，講談社，東京，2012
　▷ 劇作家 平田オリザ氏によるコミュニケーション論です．

7) ジョン・G・ワトキンス(著)，日本心療内科学会治療的自己評価基準作成委員会(訳)：治療的自己─治療を効果的に進めるための医療者の心得─，アドスリー，東京，2013
　▷ 治療的自己に関する本邦唯一の書籍です．

8) 日本サイコオンコロジー学会：コミュニケーション技術研修会テキスト，第3.3版，2018
　〔http://www.share-cst.jp/img/3.3part-2.pdf〕(2023年6月1日閲覧)
　▷ SHAREに関することはこの1冊でカバーできます(古いVer.はインターネット上でも入手できます)．

9) 葛西龍樹(監訳)：患者中心の医療の方法 原著第3版，羊土社，東京，2013
　▷ 家庭医や総合診療医を目指す方には必読の書です．

10) Fujimori M et al：Effect of communication skills training program for oncologists based on patient preferences for communication when receiving bad news：a randomized controlled trial. J Clin Oncol **32**：2166-2172, 2014
　▷ 本邦でのSHARE-CSTの介入研究です．

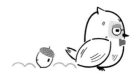

2. コミュニケーションで 大失敗しないために
～コミュニケーションスキルと行動経済学～

① 相手あってのコミュニケーションです．自分が伝えたいことも重要ですが，まずは相手を意識しましょう．

② コミュニケーションスキルを習得しましょう．特にSHARE と NURSE を押さえることで，大失敗を減らすことができます．

③ 行動経済学を上手に活用しましょう．人間は合理的ではないと肝に銘じた上で，心理的な特性を意思決定に活かしていきましょう．

 ① 相手あってのコミュニケーション

　医療において患者とのコミュニケーションはとても重要ですが，学ぶ機会はあまりないように思います．また，指導医に習おうとしても，コミュニケーションについて言語化できる医療者は多くないように感じます．

　まずは，相手あってのコミュニケーションということを強く意識しましょう．当たり前ですが，ここを意識できるかどうかが最大の分かれ目だと思います．「上手に話せるように」とつい力を入れてしまいがちですが，自分のことは二の次でよいです．どんな相手で，どういう考えで，どんなことを言いそうか．この辺りを事前に，また話している最中にも想定しながら進めてい

くことが重要です．たとえば，がんのように比較的患者と接する期間が長い場合には，相手を知る時間を確保できます．一方，初対面でのコミュニケーションは難易度がグンと上がります．加えて，時間的制約もあるとさらに難しくなります．「受診歴のない心肺停止患者の治療方針について家族と話し合う」というコミュニケーションは，臨床現場で特に難易度が高いものだと思います（救急現場では日常的にある光景ですが）．

　患者とのコミュニケーションにおいて筆者がキモだと考えるのは，**コミュニケーションスキル，行動経済学，スピリチュアルケアの3つ**です．ほかの要素ももちろんありますが，この3つを押さえると随分良い方向に向かうと思います．コミュニケーションスキルと行動経済学については本項で，スピリチュアルケアについては次項で述べていきます．

 ## 2 コミュニケーションスキルを習得する

　緩和ケア領域では，コミュニケーションスキルについてさまざまな研究がなされています．スキルを用いればいつでも成功するわけではありませんが，コミュニケーションが苦手でも，スキルを習得することで大失敗は減らすことができます．スキルのうち，**悪い知らせを患者に伝える際に重要なSHAREプロトコール**についてはp17で，**共感的なコミュニケーションのスキルであるNURSE**についてはp23で後述します．

 ## 3 行動経済学を活用する

　緩和ケア領域でのコミュニケーションや意思決定において，最近注目の的となっているのが行動経済学です．「なぜ経済？」と思われるかもしれませんが，重要なのは経済ではなく考え方なので，経済の話をするわけではありません．

　従来の経済学は，関わる人たちの合理的な判断を前提とした学問です．しかし，**人間は必ずしも合理的ではなく，しばしば感情やバイアスに左右されながら非合理な意思決定に至ります．**そのような**非合理さに焦点を当てて，分析**

し，上手に利用するのが**行動経済学**です．筆者がこの学問全体を熟知しているわけではありませんが，特に重要と考える限定合理性，プロスペクト理論，リバタリアンパターナリズム，フレーミングについてp27以降で紹介します．

［コミュニケーションスキル］

▶ SHARE プロトコール

「悪い知らせを患者に伝える」という設定でのプロトコールで，特に想定されているのは医療面談です．SHAREのすごい点は2つあって，1つめは日本人を対象としていることです．元々米国でSPIKESというツールがつくられましたが，文化の違いで日本人にはそぐわない部分もありました．その点を見直しているのがSHAREです．そして2つめは，実際の患者を対象として研究されたことです．つまり，本項の前提として述べた「相手あってのコミュニケーション」の「相手」を調べ上げたものといえます．

❶ SHARE の詳細

がん患者が「悪い知らせ」を伝えられる際に望む/望まないコミュニケーション70項目を，Supportive environment（サポーティブな環境設定，以下S），How to deliver the bad news（悪い知らせの伝え方，以下H），Additional information（付加的情報の提供，以下A），Reassurance and Emotional support（安心感と情緒的サポート，以下RE）の4つに分類したもので，各項目について患者が望む/望まないの割合が示されています．つまり，「望む」割合が高い（「望まない」割合が低い）ほど，多くの患者に支持されやすい項目となります．一方，「望む」割合が高い項目でも，患者によっては望まない場合もあるので，絶対ではないことには気をつけましょう．SHAREのイメージとしては，100点満点のコミュニケーションができるようになるというよりは，**多くの人が望むこと/望まないことを把握することで，大失敗を随分減らせるスキル**という捉え方が妥当だと思います．

> **Dr 森田より**
> 　SHAREなどのコミュニケーションスキルの要素をどうやって構築し
> ていくかというと，おおむね，患者の視点から「望まないこと・望むこ
> と」の意向を聞いて，望むコミュニケーションを明らかにしていくという
> 方法がとられています．この手法を批判する人は，「患者の望むように
> するのが良い医療とは限らない」というスタンスをとります．たとえば，
> 患者の望まないことでも，あとになって「言ってもらってよかった」と
> 思ってもらえればよいといった考え方ですね．

a. S（サポーティブな環境設定）のポイント（表1）

　「十分な時間をとる」が最も支持されています．特にがん告知などの「悪
い知らせ」を伝える際には，十分な時間を確保しましょう．「プライバシー
の保たれた場所で伝える」も支持率が高いです．救急外来などのあわた
だしい現場であっても，可能な限りプライバシーに配慮した場所を設定し
ましょう．

表1　Supportive environment（サポーティブな環境設定）

	望む（%）	望まない（%）
十分な時間をとる	87.0	2.3
信頼する医師が伝える	84.0	2.9
初対面の医師が伝える	9.8	66.2
プライバシーの保たれた場所で伝える	81.1	2.4
目や顔を見て伝える	78.4	5.8
家族が一緒の場で伝える	78.0	4.6
患者だけに伝える	13.1	63.5
家族に先に伝える	7.5	69.7
電話が鳴らないようにする	56.3	8.1
電話で伝える	2.8	90.7
ほかの医療者（たとえば，ほかの医師や看護師）を同席させる	17.5	32.3
伝えるときに手や肩に触れる	6.7	58.8
質問にいらいらした様子で対応する	0.2	97.7

（Fujimori M et al：Preferences of cancer patients regarding the disclosure of bad news. Psychooncol-
ogy **16**：573-581, 2007 より引用）

───── 私のプラクティス ─────

～先手を打って円滑なコミュニケーションを～

「悪い知らせ」を伝える際には十分な時間を確保しますが，それ以外では話す時間を十分にとれないこともありますよね．そんなときは，先に「今日は○分までしか話せない」と断った上で入るとスムーズにいくことが多いです（怒られたことはありません）．途中で切り上げるときも伝えやすいですし，患者にも受け入れられやすいように感じます．

b. H（悪い知らせの伝え方）のポイント（表2）

「あなた（患者）の質問にも答える」「わかりやすく伝える」「要点を明らかに伝える」などの支持率が高いですね．一方，「専門用語を用いて話す」はあまり支持されていません．

「1から順番に説明していき，その説明が医学用語にあふれ，結局何だったのかがよくわからない」がよくあるダメなパターンです．**まず要点を簡潔に伝えた上で，感情に配慮しながら具体的な説明に移る**という流れがよいでしょう（後述する「参照点」にもよりますが）．そして，**理解度を都度確認しながら，最後に全体のまとめを伝える**という形を筆者はよく用いています．

また，「病状の認識を確認する」を望む人は多くはないものの，望まない人も12%と少なめです．**この病状認識の確認は可能な限り行ったほうがよいです**．それは，p30で後述する行動経済学における「参照点」が超重要だからです．筆者は基本的には病状認識の確認は行いますが，嫌がる人には無理しないという形にしています．

> **Dr 森田より**
> 患者・家族の認識を確認するのに「今の病状をどう思われていますか？」は日本語としてちょっとおかしいので（それを説明するのがお前の仕事だろうという感じがする），筆者は，「これからこの前の検査の説明をしていきますが，今日特に聞いておきたい，この辺を知りたいというところはありますか」と最初に尋ねていました．これでかなり患者・家族の認識を知ることができます．

表2　How to deliver the bad news（悪い知らせの伝え方）

	望む（％）	望まない（％）
あなたの質問にも答える	99.2	0.0
わかりやすく伝える	98.0	0.0
正直に話す	96.6	0.8
要点を明らかに伝える	95.7	1.9
納得できるまで説明する	93.6	1.1
実際の写真やデータを用いて伝える	92.0	2.8
理解度を確認しながら伝える	91.9	3.2
具体的に話す	91.1	4.2
詳しく伝える	88.1	4.9
説明に用いた紙を渡す	84.7	4.8
丁寧に伝える	83.0	3.4
用紙に書きながら説明する	79.4	7.2
質問や相談があるかどうか確認しながら説明する	76.4	6.2
心の準備ができる言葉をかける	69.0	5.5
医師が治療法を決める	69.2	17.2
病状の認識を確認する	50.9	12.8
淡々と伝える	35.0	41.8
段階的に伝える	31.8	21.9
不確実な段階でも伝える	26.8	58.4
断定的な口調で伝える	20.6	50.5
医師のペースで話す	14.3	68.4
専門用語を用いて話す	11.5	72.9
事務的に話す	5.5	80.1
曖昧に伝える	1.2	98.0

（Fujimori M et al：Preferences of cancer patients regarding the disclosure of bad news. Psychooncology **16**：573-581, 2007 より引用）

表3　Additional information（付加的情報の提供）

	望む（%）	望まない（%）
今後の治療方針を伝える	97.3	0.6
病気の状態を説明する	97.3	0.6
最新の治療についても伝える	95.8	1.2
病状について説明する	95.5	1.3
病気の進行度を説明する	95.4	1.7
医師の勧める治療法を伝える	95.1	1.1
利用できる治療法すべてを伝える	93.2	2.1
治療の危険性や副作用について説明する	93.2	4.4
希望をもてることも伝える	92.4	0.6
がんが治る見込みを伝える	92.1	1.1
これからの日常生活や仕事についても話し合う	84.9	2.5
すべて伝える	79.2	7.2
利用できるサービスやサポートに関する情報を提供する	78.3	2.7
セカンドオピニオンについて説明する	72.2	4.6
専門的な医学情報を伝える	66.2	6.6
民間療法や代替療法について相談に乗る	64.7	10.9
余命を伝える	50.4	29.9
ほかの患者からよくある質問について説明をする	50.1	14.2
がんに関する情報の入手法（たとえば，本やインターネット）についても説明をする	37.0	18.9
悪い知らせのみ伝える	9.1	78.3

（Fujimori M et al：Preferences of cancer patients regarding the disclosure of bad news. Psychooncology **16**：573-581, 2007 より引用）

c. A（付加的情報の提供）のポイント（表3）

　疾患や治療に関する情報は，当たり前ですが支持が高いですね．ただ，重要なのは**患者にとってニーズがある情報なのかを考えること**です．説明する必要があり，かつ患者も求めていると思われる情報を優先的に採用しましょう．たとえば，検査結果の数値まで求めてきそうな患者であれば詳細に説明しますし，そうでなければ「良かった」「良くなかった」だけのほう

表4　Reassurance and Emotional support（安心感と情緒的サポート）

	望む（%）	望まない（%）
最後まで責任をもって診療に当たることを伝える	96.6	0.8
希望をもてるように伝える	87.5	2.2
優しさをもって伝える	85.8	2.9
思いやりをもって伝える	83.9	3.4
家族にも配慮する	94.1	2.7
気持ちに配慮しながら伝える	81.9	7.0
励ます言葉をかける	76.0	4.5
「一緒に頑張りましょうね」と言葉をかける	75.4	3.1
感情を表に出しても受け止める	73.3	4.7
「大丈夫ですよ」と言葉をかける	70.0	6.3
気持ちを和らげる言葉をかける	69.4	5.1
やんわりとした言葉を用いて伝える	50.8	16.8
「がん」という言葉を繰り返し使わない	33.5	14.9

（Fujimori M et al：Preferences of cancer patients regarding the disclosure of bad news. Psychooncology **16**：573-581, 2007 より引用）

が伝わる患者もいるでしょう．何度も繰り返しますが，相手次第です．

　また，「希望をもてることも伝える」を望まない人は0.6％とほとんどいません．つまり，谷底に突き落とすようなコミュニケーションは望まれません．厳しい内容であっても希望がもてることを意識しましょう．プラスな情報も意識的に伝えたり，後述するフレーミングを用いたりします．

d. RE（安心感と情緒的サポート）（表4）

　気持ちに配慮できたり安心感を与えたり，といった項目ですね．スピリチュアルケア（次項）やNURSE（後述）とも重なる内容ではあります．日本人の国民性や価値観を考慮すると，このREが満足度に大きく影響するように感じます．

　項目を見ていくと，ここにもA（表3）同様，「希望をもてるように伝える」が出てきますね．いかに重要性が高いかがわかります．態度も重要で，「優しさ」「思いやり」などが上位に出てきます．ですので，言葉遣いや口調のほか，いらいらした様子で接しないことなども大切です〔これはS（表1）にも

Column

〜「共感的パターナリズム」〜

SHARE作成後，抗がん薬中止のコミュニケーションについての研究がなされました（表5）．その結果，重要な内容はほとんどがSHAREに含まれていましたが，SHAREでは言及されていなかった共感的パターナリズムの重要性が示されました．共感的パターナリズムに関しては，p31で言及します．

表5 わが国におけるコミュニケーションに対する患者の意向：抗がん薬治療中止

第1因子	これからの生活（緩和ケアを含む）	A
第2因子	納得できる説明（がん治療のどういう時期かを含む）	H
第3因子	これからの具体的な支援・サービス情報	A
第4因子	心の準備（余命を含む）	RE
第5因子	希望を支える	RE
第6因子	家族を優先する	S
第7因子	場の設定	S
第8因子	共感的パターナリズム	
第9因子	感情を受け止める	RE

抗がん薬中止期の患者の意向として，共感的パターナリズムが抽出された．
対象：抗がん薬治療中止を伝えられたがん患者106名
方法：質問紙調査
解析：因子分析，重回帰分析
結果：8つの構成要素と関連要因が示された
（Umezawa S et al：Preferences of advanced cancer patients for communication on anticancer treatment cessation and the transition to palliative care. Cancer **121**：4240-4249, 2015 より引用）

ありましたね］．

以上がSHAREの項目です．SHAREを用いたコミュニケーションの実際については動画が作成されていますので，ぜひご参照ください[2]．

▶ 共感的なコミュニケーションスキル：NURSE

患者の感情表出を促す共感的なコミュニケーションスキルとしてNURSEがあります．おもに看護領域で注目されていますが，SHAREにおける"RE"

やスピリチュアルケアなどにも非常に有用で，医師もぜひ知っておくべきスキルです．

❶ そもそも共感とは何か？

　共感とは何なのでしょうか？　国語辞典(デジタル大辞泉)では，「他人の意見や感情などにそのとおりだと感じること」とされています．しかし，患者とのコミュニケーションにおいては，そのように捉えないほうがよいと思います．筆者は，**わかってもらえたと相手に感じてもらうこと**なのだろうと考えています．共感はあくまでも相手目線のものです．「わかりますよ」などの言葉を用いて安易に共感を示すと，逆に軽い印象を与えたり，関係性の悪化につながったりします．特に死に直面している患者の場合，「わかってもらいたい」という想いがある反面，軽々しく理解を示されると「お前に何がわかる」という気持ちにつながりえます．共感を安易な言葉で示さずに患者に感じてもらうことが重要で，その一助となるのがNURSEです．

❷ NURSEの詳細

　NURSEはNaming(命名)，Understanding(理解)，Respecting(承認)，Supporting(支持)，Exploring(探索)の5つからなります(表6)[3]．各項目について述べていきます．

a. Naming(命名)

　傾聴は大事なのですが，ありがちなのが，単に黙って話しを聴くだけで相手に言葉を返しておらず，患者が「本当にしっかり話を聴いてくれているのか」という気持ちになってしまうような状況です．「つらさや思いを受け止めてくれている」と実感してもらうために傾聴が重要なので，それがなければ傾聴の意味がありません．

　そこで力を発揮するのが，この命名です．たとえば患者のつらいという気持ちに対して，「つらかったですね」と名前をつけてあげるイメージです．この命名により，話をしっかり聴いていることや気持ちを認識したことを患者に伝えることができます．「この人ならわかってもらえる」と患者に思ってもらう第一歩となる，きわめて重要なスキルです．

表6 NURSEの項目

N	Naming 命名	患者から表出された感情に名前をつけ，受け入れていることを表明する．患者の話をよく聴いており，感情を適切に認識したというメッセージを送る
U	Understanding 理解	患者が話す感情的な反応について，医療者がそのことは理解できると表明する．患者の感情は正当化され，受け入れられ，妥当なものとされる
R	Respecting 承認	患者の感情に尊敬の意を表す．1つの感情に特化するのではなく，その思いや行動を心から承認する
S	Supporting 支持	患者の状況に理解を示し，支援するための意欲とともに，協力して問題に向かおうと思っていることを表明する
E	Exploring 探索	患者に起こっている状況を整理し，それが患者にとってどのような意味をもつのかを明確にしていく

〔栗原美穂：Respond to emotions with NURSE.《がん看護実践ガイド》患者の感情表出を促す NURSE を用いたコミュニケーションスキル，日本がん看護学会（監），医学書院，東京，p54-60，2015を参考に作成〕

【例】[3]
- 「これからのことが心配なのですね」
- 「あなたはがんが再発するのではないかと，心配されているのですね」
- 「それは本当に寂しいことですね」
- 「つらいのですね」

b. Understanding（理解）

　患者の感情が妥当であると認めてあげるステップです．患者の感情やつらさを理解することは，関係性構築においても重要です．ただ，その示し方によっては患者に軽率な印象を与えかねませんので，理解するというよりは「つらさを認める」というイメージがよいかもしれません．

　具体的な言葉の例では，「あなたのつらさはよくわかる」など「わかる」という言葉は筆者はあまり使用していません．「わかる」は使いどころに注意が必要で，往々にして軽薄な印象を与えます．一方，患者と同様の体験があるなど，本当に理解しているということが患者に伝わる場合には，「わかる」は非常に効果的にもなりえます（「実は私もがん手術を経験していて，あなたのつらい気持ちは大変よくわかります」など）．また，「あなたのようなつらい体験はしたことがないから，どんなにつらいのかは正直わかりませんが…」とわからないことを伝えることが逆に有効なこともありますね．

なお，NamingでUnderstandingまで得られることもあり，そういった
場合にはわざわざ用いないこともあります．

【例】[3]
・「そのようなことが起こったら，きっと私もそう思います」
・「私は，そのようなことがあったことはありませんが，あなたはどん
　なに傷ついたことかと思います」
・「あなたが寂しいのも当然のことだと思いますよ」
・「いろんなことで悩まれていたのですね」

c. Respecting（承認）

尊敬や賞賛の気持ちを伝えます．「報われた」「わかってもらえた」という
気持ちにつながります．一方，自然に伝えられるとよいのですが，不自然
になってしまうと取ってつけたような感じがしたり，乱発すると軽率な印
象にもなりえます．意識してもかなり難しいので，あえて無理をして伝え
なくてもよい項目かと個人的には思います．

【例】[3]
・「よく家で頑張りましたね．頭の下がる思いです」
・「あなたがお子さんに良いケアをし続けたことに，とても感動しまし
　た」
・「あなたが，頑張って戦い続けていることは素晴らしいことだと思い
　ます」
・「今はとてもつらいときを過ごしていることがわかりますよ」

d. Supporting（支持）

できる限り支援していくことを伝えます．治療として支援することはも
ちろんですが，**人間としてのあなたを支える**というメッセージを意識する
とよいでしょう．特に，「一緒にやっていきましょうね」という言葉がけを
筆者はよく用いています．

【例】[3]
・「私はあなたのそばにいて，できる限りの方法で援助します」
・「みんなで一緒に考えていきましょう」
・「いつでもお話を聴きますよ」

e. Exploring（探索）

　言葉にできていない感情の表出を促したり，感情への気づきを促したり，という項目なのですが，筆者はあまり難しくは捉えていません．個人的には，**感情の揺れ動きを察知したが命名するほどの自信がないときに，オープンクエスチョンを意識しながら用いています**．使い方として正しいかはわかりませんが，患者の感情表出につながるように実感します．

【例】[3]
・「今，どのようなお気持ちですか？」
・「もっと詳しく教えていただけますか？」
・「どのような意味でおっしゃいましたか？」
・「心配していらっしゃることをお話しいただけますか？」

――――― ✧ 私のプラクティス ✧ ―――――

～できるところから始めてみよう～

　NURSEのすべてをいきなり実装するのは難しいと思います（無理に使って窮屈になるほうが良くないかもしれません）．5つのうち，Naming，Understanding，Supportingの3つが比較的取り組みやすく，有効性も実感しやすいように思います．そのなかでも，特にNamingは超重要だと実臨床で感じます．全部は難しくても，まずはNamingを意識するところから始めてみてはいかがでしょうか．

［行動経済学］

▶ 限定合理性
限定合理性とは「人間が合理的に判断できるのは限定的な状況のみである」

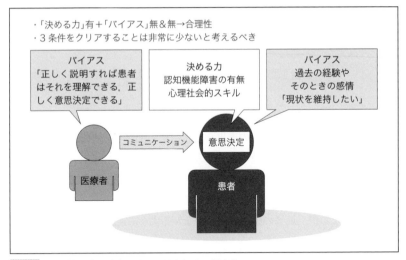

・「決める力」有＋「バイアス」無＆無→合理性
・3条件をクリアすることは非常に少ないと考えるべき

バイアス
「正しく説明すれば患者はそれを理解できる，正しく意思決定できる」

決める力
認知機能障害の有無
心理社会的スキル

バイアス
過去の経験や
そのときの感情
「現状を維持したい」

コミュニケーション

意思決定

医療者

患者

図1　合理的な意思決定に至るのはきわめて限定的

〔医学界新聞　行動経済学×医療 意思決定とは？　合理性を前提とした医療の限界（平井　啓/第3237号/2017年8月28日発行）より許諾を得て転載〕

ということで，行動経済学の前提となります．患者との意思決定で言うならば，「理論的に医師が説明したとしても，患者が合理的な判断に至るのはまれである」ということです．

　合理的な判断に至る状況はきわめて限定的で，患者に決める力がある，患者や家族にバイアスが存在しない，医療者にバイアスが存在しない，の3つが揃ったときとされます（図1）[4]．そのなかで，特に医療者のバイアスとして最大のものは**「理論的に説明すれば患者は正しく判断できる」**というバイアスです．我々は患者に対し理論的に説明しますし，それは必要です．しかし，**患者が合理的な判断に至るのはきわめてまれであると心に留めておきましょう．**合理的でない患者と接すると，医療者はついつい「あの患者は理解が悪い」と腹を立ててしまいがちですが，そもそも合理的な判断自体がまれなので，そのなかで我々がどう接していくかが重要です．また，限定合理性を意識していれば，いちいち腹を立てるということも少なくなるでしょう．

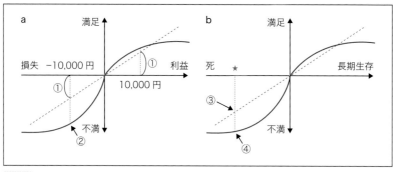

図2 プロスペクト理論と医療現場での意思決定

a：プロスペクト理論，b：医療現場での意思決定．星印あたりの内容を伝えることもしばしばある．
-----：合理的思考，——：実際の思考

▶ プロスペクト理論

　人間の意思決定は必ずしも合理的でなく，感情や状況などに左右されてゆがみますが，そのゆがみ方の傾向を示したものがプロスペクト理論です．

　たとえば10,000円を拾ったときと10,000円を落としたとき．10,000円の絶対値は同じなので，そのとき生じる満足感と不満感は理論的には同じ値のはずです（図2aの①）．しかし，人間そうではなく，多くの人が「10,000円を落としたときの不満」のほうをはるかに大きく感じます（図2aの②）．

> **Dr 森田より**
> 　損失回避ともいいます．人は失うつらさを強く感じるので（将来に利益があったとしても），今損失が確定することに強い痛みを覚えるという現象です．がん治療の例えでは，今治療をいったん休んだほうが将来にわたる利益が大きいとしても，今損失を確定させるつらさが大きく感じられると解釈されます．この場合，何か今の利益を得ることができれば（今，口内炎がなくなる⇒今，食事がとれるようになる），多少損失回避が働きにくくはなります．

　医療現場の意思決定に置き換えてみましょう．たとえば患者に「化学療法はもうやめて緩和治療に専念したほうがよい」と伝えるという設定で，それは図2bの横軸でいうと★印部分に相当するとしましょう．医療者は基本的には合理的に判断するため，患者の不満感は③くらいだろうと考えます．しかし，

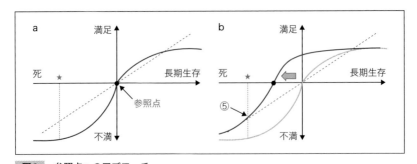

図3　参照点へのアプローチ

a：参照点，b：参照点を左にずらす．

患者は実際には医療者の想定を超える不満を感じており（④），その結果，医師が勧める合理的な提示から外れた選択（治る見込みがないのに化学療法を続けるなど）をしてしまいます．

　ではどうしたらよいでしょうか．その人の考え方や価値判断の基準となっている点を**参照点**といいます（**図3a**の黒丸）．患者に「悪い知らせ」を伝えるとき（**図3**の★印）は，いきなり伝えるのではなく，まずはこの参照点へのアプローチが優先されます．具体的には，**図3b**のように参照点を左にずらすことが必要です．そうすると，★印部分での──と……の不満感がほぼ同じ値になりますね（⑤）．

　たとえば，患者の参照点が「今の化学療法を続けていれば，このままずっと生きていける」という考えだったとしましょう．その場合，「化学療法はもうやめて緩和治療に専念しましょう」が与えるショックは「右ストレートで一発KO」に相当するかもしれません．そういった際に，まずは参照点へアプローチし，「今の化学療法を続けても，長期生存は難しい」という考えへシフトさせます．いきなり右ストレートではなく，ジャブを打って参照点をずらしていくイメージです．

　とするならば，参照点がどこにあるかは非常に重要で，**相手の病状認識や理解を確認するなどの，参照点を探る作業がカギ**となります．探った結果，参照点が「だいぶ弱ってきて化学療法はそろそろやめようかと思っている」という考えであったならば，緩和治療に専念する話を切り出しやすいでしょう．一方，あまりにも参照点が遠い場合，まずはジャブを打ちながら参照点を妥

当な位置にずらすことが必要となり，場合によっては面談の目的自体を「参照点をずらす」に変えることもありえます．この辺りを参照点によって判断していくわけです．

　面談目的の変更に至る可能性があるほど，参照点は重要なものです．しかし，医療者は「自身が伝えたいこと」にこだわる傾向があるように思います．相手の状態を分析した上で，相手に合わせたコミュニケーションを図らなければなりません．

▶ リバタリアンパターナリズムと共感的パターナリズム

　行動経済学を用いた意思決定のキモとなるのが，リバタリアンパターナリズムです．リバタリアンパターナリズムとはSHAREで少し触れた共感的パターナリズムの原型となるもので，「望ましい選択が明らかな場合，その選択肢を選びやすくする設計を導入しつつ，それ以外を選択する自由も与えられる」というスタイルの意思決定を指します．つまり，**おすすめの選択肢を提示した上で，選択の自由も確保する**という形です．おすすめの選択肢を強制したり強く誘導したりするわけではなく，「軽く背中を押してあげる」というイメージで，おすすめ以外の選択肢をとることも自由です．

　このリバタリアンパターナリズムを医療現場に応用し，**医学的情報に加えて感情や価値観も考慮しながら，患者にとって望ましいと思われる選択肢を提示するスタイルを共感的パターナリズムとよびます**．たとえば，「①②③の選択肢のなかで，○○さんのお気持ちやご意向なども考慮すると，私としては①が最もよいのではと考えます．もちろん，②や③を希望される際にはご希望を尊重させていただきますが，いかがでしょうか」のような形です．

　医療現場の意思決定においては，昔はパターナリズム（権威主義）が主体でした．しかし，現在は患者の自律尊重が重要視される，インフォームド・コンセントの時代になりました．すべての選択肢に関してしっかり患者に情報提供した上で，患者に選択の自由を与えるものです．しかし，インフォームド・コンセントにも問題があって，患者が望ましくない選択をとるリスクが高まったり，医療者が患者に責任を押し付けてしまったりする可能性があります．インフォームド・コンセントをベースに少しパターナリズムの要素も加えて，望ましい意思決定を促すのが共感的パターナリズムのイメージです（図4）．

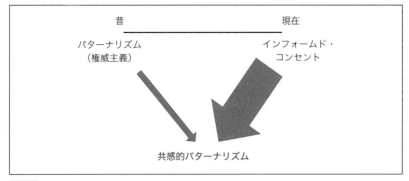

図4　共感的パターナリズム

インフォームド・コンセントをベースに，パターナリズムの要素を少しだけ混ぜるイメージ．

▶ フレーミング

　行動経済学においては，意思決定のキモであるリバタリアンパターナリズムに加えて，望ましい行動を後押しする手法として認知バイアスなどを利用した「ナッジ」とよばれるものがあります．ナッジにもいくつか種類がありますが，意思決定において重要なのがフレーミングです．たとえば成功率10%の治療法について，「10%の成功率がある」と説明されるのと「90%失敗する」と説明されるのでは印象が全く異なります．このように，「同じ内容でもどこを強調するかによって与える印象が変化し，意思決定に影響が及ぶ心理現象」をフレーミングといいます．

　フレーミングは非常に重要で，これ1つで意思決定が左右される場面もしばしば経験します．嘘を言うわけではありませんが，同じ事象でも我々の言い方や伝え方が大きな影響力をもつのです．熟練した緩和ケア医には，このフレーミングに長けている人が多いなぁと感じます．

【フレーミングの例】

・化学療法は継続不可能で，緩和ケア専念が妥当であると伝える場合

　→「今の○○さんの体の状態を考えると，症状を和らげる緩和ケアを重視したほうが長く生きられると考えます．緩和ケアは穏やかに過ごすだけでなく，生きられる時間を延ばす力をもっていることが研究で示唆されています．化学療法ができないというより，控えるほうが○○さんにとっては適していると考えます」

> Dr 森田より
> 有名な研究として,「将来にわたって抗がん薬治療は再開できない」
> vs「体調が良くなれば抗がん薬治療を再開できる可能性がある」の比較
> 試験があり,フレーミングとしては後者が好まれました.(Tanco K et
> al : JAMA Oncol 1 : 176-183, 2015)

・自宅療養中の患者が急な増悪で入院.予後は日単位であり,家族が動
  揺している場合
  →「とてもおつらいですよね….(少し沈黙を確保したあと)ただ,ご家族
  の支えがあって,大好きな自宅でできるだけ長く過ごせたということ
  だと思います.残された時間も穏やかに○○さんらしく過ごせるよう
  にやっていきましょう」

［コミュニケーションの実例］

これまでの内容を踏まえて,実例を提示します.模範解答というわけでは
ありませんが,参考になれば幸いです.

設定:救急外来で家族と話し合う

患者は近藤米子(仮).介護施設入所中の92歳女性.ここ1年は寝たきりで,
嚥下機能も徐々に低下し摂食不良となってきている.施設の嘱託医やスタッフ
は老衰の経過と捉えている.今朝からの呼吸状態の増悪で当院へ救急搬送され,
誤嚥性肺炎と診断した.酸素投与でSpO_2の改善が乏しく,救命には人工呼吸器
など集中治療が必要だが,担当医は「誤嚥性肺炎まで含めて老衰の経過と考えら
れ,適応は慎重に判断する必要がある」と考えている.

施設から連絡を受け,直接来院した娘と治療方針について話し合う.

・救急外来での落ち着いた部屋を準備(SHARE : S)*
・可能であればPHSを他医師に預ける(SHARE : S)
・身なりを整える(SHARE : S)

医師 近藤米子さんのご家族の方,どうぞお入りください.
  （娘,入室）

---

* 各アルファベットの項目内容については,SHARE : p17,NURSE : p24参照.

医師　担当医の○○です．どうぞよろしくお願いいたします．

娘　よろしくお願いします．娘です．今病院に来たばかりで，状況が全くわからなくて…．

医師　急な連絡で驚かれたと思いますが，駆けつけていただきありがとうございます．（SHARE：RE）

これから今の状態などについてお話ししたいと思っています．その前に，差し支えなければ最近の近藤さんの様子について聞かせていただいてもよろしいでしょうか？（参照点を探る）

娘　5年前に介護施設に入ってからは時々会う程度でした．最後に会ったのは1年前で，そのときは車椅子でしたが元気そうでした．ただ，それから徐々に弱ってきているとは聞いていました．（参照点が少し遠い．治療方針の検討の前に参照点をずらしたほうがよい）

医師　なかなか会えていなかったのですね．先ほど施設の方に近藤さんのご様子を伺ったのですが，娘さんのご想像以上に衰弱が進んできていたようです．（ジャブ）

娘　そうなんですか…．最近はどういった様子だったのでしょうか？

医師　つらい話になりますが…．（ジャブ）

ここ1年は寝たきりのような状態で，食事もだんだんととれなくなってきていたようです．そろそろ点滴か胃ろうが必要かも，と施設では話が上がっていたそうです．

娘　胃ろう…．そんなに悪かったんですか…．元気な頃の母の印象が強くて…．

医師　…．おつらいですね…．（NURSE：N）

（※少し間を置いてから）

ただ，施設のスタッフから見ると，老衰のような状態で，きつさはなく穏やかに過ごされているということでした．（老衰の経過をプラスイメージにフレーミング）

娘　そうですか…．もう歳ですし弱るのは当然だと思います．（参照点が大分近づいた）でも，きつくなさそうと聞いて少し安心しました．

医師　ここまでが最近の近藤さんのご様子です．ここまででご質問やご意見はいかがでしょうか？（SHARE：H）

娘　大丈夫です．

医師	では，今の状況についてお話しさせていただきます．非常におつらい話になるとは思いますが，進めてもよろしいでしょうか？（ジャブ）
娘	悪いんですね…．
医師	結論から申しますと，非常に重症で命に関わるような状態です． （SHARE：H　ジャブを打った上で，まず要点から簡潔に） （※少し沈黙を置いて，相手の表情や気持ちを探る）
娘	そうですか……（涙を流す）．
医師	（※テーブルのティッシュを差し出した上で沈黙．娘のアクションを待つ）
娘	大丈夫です．続けてください．（悲しみがありながらも，比較的冷静に判断できそう）
医師	わかりました．では続けさせていただきます． 状況としては，誤嚥による肺炎を起こされています．肺炎は非常に重篤な状態です．（SHARE：A　CT画像などを提示して説明するが，CRP値など家族にとって枝葉と思われる部分は適宜省略） ただ，施設での近藤さんのご様子を伺うと，年齢による衰えから誤嚥したものと考えられ，肺炎まで含めて老衰といえるのかもしれません．
娘	最近の様子を聞くと，そうなのでしょうね．（参照点は了解可能な範囲）
医師	その上で，現在の状態についてです．酸素を投与していますが，それだけでは呼吸が間に合っていません．命を救うには，気管に管を通して人工呼吸器に繋ぐなど，集中治療が必要です．それを行わなければ，おつらいですが今日・明日の可能性もありえます．（SHARE：A）
娘	そうなんですね…．そんなに悪いんですね…．
医師	（沈黙．娘が落ち着いた様子と判断し）話を続けても大丈夫でしょうか？（SHARE：H）
娘	お願いします．
医師	わかりました．今，近藤さんは人生の最終段階を迎えていると考えられます．先ほども申しましたように，肺炎まで含めて老衰といえるでしょう．その状況で，人工呼吸器を用いた治療は大きな苦痛となりますし，ICUでの集中治療が近藤さんにとって幸せなのか，考える必要があります．（SHARE：A）
娘	そうですね…．もう92歳ですし，無理をさせるのも可哀想かなと思います．

医師	私も集中治療は控えたほうがよいのではと考えていたところです．近藤さんご本人は，どういう風に希望しそうだと思われますか？
娘	…．いろいろ繋がれるのは嫌と以前言っていましたし，母も楽にさせてほしいと望むのではないかと思います．
医師	そうですか．お聞かせいただきありがとうございます．（SHARE：RE）近藤さんの幸せを一番に考えれば，集中治療は控えて，できるだけ楽に過ごすことが最善ではないかと私は考えます．その上で，その時が来たら穏やかにお見送りさせていただければと思います．もちろん，救命を希望されればできる限り力を尽くしますが，穏やかに過ごすことを最優先に対応してよろしいでしょうか？（共感的パターナリズム）
娘	その形で，よろしくお願いします．
医師	承知しました．近藤さんが幸せに過ごせるように対応していきます．娘さんのサポートもできる限り行っていきますので，不安なことなどがあれば，医師や看護師にお気軽にお声がけください．（SHARE：RE，NURSE：S）
娘	ありがとうございます．よろしくお願いします（少し晴れやかな表情）．
医師	つらい内容が多かったことと思いますが，お気持ちはいかがでしょうか？（NURSE：E）
娘	残された時間が短いことがよくわかりましたが，母らしく過ごしてもらいたいと思います．母をよろしくお願いします．
医師	こちらこそ，よろしくお願いいたします．

文献

1）日本サイコオンコロジー学会：コミュニケーション技術研修会テキスト，第3.3版，2018
　〔http://www.share-cst.jp/02.html〕（2023年6月1日閲覧）
　▷ SHAREに関する研修会のテキストです．

2）医療研修推進財団：SHARE1.2版 ダイジェスト【肺がん編】
　〔http://www.share-cst.jp/02_video/look.html〕（2023年6月1日閲覧）
　▷ SHAREを用いたコミュニケーションの動画です．

3）日本がん看護学会（監）：《がん看護実践ガイド》患者の感情表出を促すNURSEを用いたコミュニケーションスキル，医学書院，東京，2015
　▷ NURSEについて詳細に記載されており，コミュニケーション例もありわかりやすいです．

4）医学界新聞　行動経済学×医療 意思決定とは？　合理性を前提とした医療の限界（平井　啓／第3237号／2017年8月28日発行）
　▷ 書籍もありますが，まずはここが手をつけやすいです．というか，無料で読んでよいレベルではないと思います！

3. つらい想いの患者を支える
〜スピリチュアルペインとスピリチュアルケア〜

① スピリチュアルペインを難しく考えすぎないようにしましょう．スピリチュアルペインの本質は「想い」です．

② スピリチュアルペインの理解を深めてみましょう．ありたい姿と現実のギャップに苦しむとき，スピリチュアルペインが生じます．

③ スピリチュアルケアに取り組みましょう．共感を軸としたケア，特に患者と仲良くなることを意識しましょう．

① スピリチュアルペインを難しく考えすぎないようにする

　緩和ケア領域での基本的かつ重要な考え方として，**全人的苦痛**というものがあります（トータルペインともいいます）．患者が感じる苦痛には，身体的な苦痛のほかに精神的苦痛，社会的苦痛，そしてスピリチュアルペインがあります．そして，この4要素がそれぞれ影響し合うことで全人的な苦痛を形成します（図1）．

　全人的苦痛を抱える患者とのコミュニケーションを語る上で，この4要素の一角を担うスピリチュアルペインの理解，そしてスピリチュアルケアの実践は外すことのできない超重要ポイントです．

　ただ，スピリチュアルペインはその本質の理解が難しいと思います．スピリチュアルペインは「自己の存在と意味の消滅から生じる苦痛」と定義されて

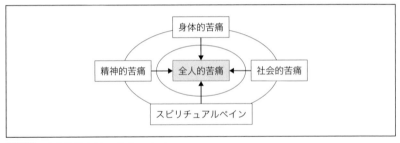

図1　全人的苦痛（トータルペイン）

4つの苦痛が影響し合いながら全人的苦痛を形成する.

います．しかし教科書などで勉強してみても，「調べたけど何だかよくわからない」「ぼんやりとはわかるけど，結局何かと言われるとうまく説明できない」となりがちです．さらにそこに死生観，信仰，霊などが絡んでくるとわけがわからなくなってきます．スピリチュアルペインにはたしかに信仰や霊的要素なども関わりますが，いったんその辺りから離れましょう．また，「スピリチュアル」という言葉のイメージも横に置き，シンプルに考えたほうが捉えやすいでしょう.

　スピリチュアルペインの主体・本質は想いです．難しく考えず，「**スピリチュアルペイン＝つらい想い**」と捉えるとわかりやすいです．「どうして自分だけがこんな苦しい目に遭っているのか」というつらい想い，「トイレにも一人で行けなくなって情けない，生きていく価値がない」というつらい想い，などです.

Dr 森田より

　スピリチュアルペインの概念のおおもとは「宗教的な苦痛」です．戦争で自分が助かるために人を殺した記憶に苛まれ，PTSD症状が出てつらいなら心理的苦痛としてカウンセラーが治療できるけど，「人を殺してしまったことは赦されるのだろうか」なら心理療法ではなく宗教家の出番ということになります．日本では宗教が前面に出てこないので，生きている意味のなさ・価値のなさをスピリチュアルペインの中核とした考えが広がっていますが，スピリチュアルペインといえば自分を超えたものとの関係がまず頭に浮かぶ国が多いですね.

Column

～スピリチュアルペインの捉えどころがない理由～

・何の苦痛なの？

　「自己の存在と意味の消滅から生じる苦痛」がスピリチュアルペインの定義でしたが，自己の存在と意味の消滅から生じる「何の」苦痛なのかが明示されていません．身体的苦痛は身体の苦痛，精神的苦痛は精神の苦痛です．一方，スピリチュアルペインの「自己の存在と意味の消滅から生じる」というのは，発生する状況や条件を表している，あくまでも修飾語ですよね．定義からは，苦痛の本質(つまり「何？」)が伝わりにくい印象があるかもしれません．

・「スピリチュアル」という言葉の意味は？

　「spiritual」を英和辞典で引くと，「(肉体的・物質的と区別して)精神(上)の，精神的な/(物質界のことと区別して)霊的な，聖霊の/崇高な，気高い/宗教上の，教会の」と出てきます．果たしてどの意味で「spiritual」という言葉を用いているのでしょうか．

　筆者は，そもそもスピリチュアルペインを「spiritual」が意味するような難しいものとは捉えていません．「つらい想い」でよいように思います．

・「スピリチュアルペイン」という言葉は同じものを指しているのか？

　スピリチュアルケアに携わる職種は，医師・看護師・心理職などの医療職のみならず，宗教家(僧侶，牧師，チャプレンなども含む)・哲学家など，実に多領域に及びます(図2)．しかし，「スピリチュアルペイン」という同じ言葉で語ってはいても，その言葉の指すものが職種によって異なっている印象があります．加えて，緩和ケアに携わる医療者間でも認識の相違があるように感じます．緩和ケア領域では当たり前に使うスピリチュアルペインという言葉が，実は共通言語になっていないのではないでしょうか．

　(これは完全に余談ですが，「倦怠感」という言葉も実は共通言語になっていないように感じます．倦怠感は「だるい」でしょうか，「きつい」でしょうか．筆者は「だるい」だと思っていますが，「きつい」だと認識している医療者もいます．そうすると，倦怠感へのステロイドの適応を議論するとしても，そもそも倦怠感という言葉が指す症状がずれている，ということが日常的に起きているように感じています)

Dr 森田より
　スピリチュアルペインの定義に関する，日本の緩和ケア医と精神科医の見方の全国調査があります．スピリチュアルペインらしきものがあることについては見解は一致していますが，「生きている意味/価値のなさを中心に置くべきだ」とする意見と「人間を超えたもの（神など）を中心に置くべきだ」との意見は拮抗しており，統一した見解を求めることの困難さを示しています．(Palliat Care Res **16**：115-122, 2021)

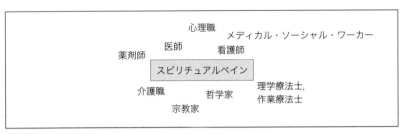

図2　スピリチュアルペインに関わる職種
さまざまな職種が関わるスピリチュアルペイン，果たして同じものを指しているのだろうか？

Dr 森田より
　スピリチュアルケアにおける宗教家の役割は，国により大きな差があります．（日本と比較的近い文化である）台湾の大学病院の緩和ケア病棟を筆者が訪問したときのこと，若い僧侶が院内を歩いていたので「どういう仕事をしてるの？」と聞くと，「僕はチャプレンのレジデントなんです．ここでトレーニングを受けて故郷の病院でチャプレンをするんです」という答えが返ってきました．日本では施設による差が大きいですが，伝統的なホスピスでは宗教家が日々のケアに参加しています．仙台で在宅医療を行っていた岡部 健は，「宗教家でなければできないケアがある」との考えに至り，東北大学に「臨床宗教師」の養成講座を開設する道を開きました．その普及は道半ばです．

② スピリチュアルペインの理解を深めてみる

　スピリチュアルペイン＝つらい想いですが，どのようなつらい想いなのか，もう一歩深めてみます．
　人間は知らず知らずのうちに，自身のありたい姿を想定しています．しか

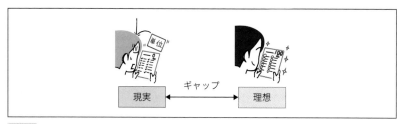

図3 ありたい姿と現実とのギャップ
我々も日常的に経験している.

し，そうはいかない現実と直面したとき，**ありたい姿と現実とのギャップ**（図3）に苦しみます．その際に生じるつらい想いがスピリチュアルペインといえます．「もう先がないのだから，生きている意味がない」は「この先もずっと生きていける」というありたい姿とのギャップ，「迷惑をかけてばかりで情けない」は「迷惑をかけずに過ごしていける」というありたい姿とのギャップですね.

　このありたい姿とのギャップですが，これって臨死期だから感じるつらさなのでしょうか．実は私たちも，日常生活においてこういった想いはよく経験しています．たとえば，「仕事を頑張ったのに結果が出なくて情けない」や「仲の良い友人に裏切られてつらい」などでしょうか．私たちは自身の理想像を日常的に意識しているわけではないかもしれませんが，こういった想いは無意識に想定しているありたい姿とのギャップといえます．そのような際に生じるつらい想いがスピリチュアルペインであり，臨死期の患者では特に強く表れますが，臨死期だから起きる特別なものではありません.

 スピリチュアルケアに取り組もう

　では，そのようなつらい想いであるスピリチュアルペインをケアするにはどうすればよいでしょうか？　特効薬はなく，つらい想いを分かち合い，支える必要があります．特に，「**この人なら自分のことをわかってくれている**」**と思ってもらうこと**，つまり**共感**が重要です．共感的なコミュニケーションに関してはSHAREやNURSEのようなスキルは大変有用です〔前項（p15）参照〕．加えて，我々が患者と接する際の心構えとしてきわめて重要なのが**患**

41

者と仲良くなるということです．疾患や症状について患者と話すのは当然ですが，それだけでなく，普段の生活，趣味，仕事，生きがい，ささいな雑談などなど，患者といろんな話をしましょう．それも，かしこまった態度で「今日は話をしましょう」という風に臨むのではなく，日々の診療のなかで疾患とは関係のないパーソナルな話題にも少しずつ触れるイメージがよいですね．医療者として患者と接するだけでなく，一人の人間として付き合いましょう．

　スピリチュアルケアは医師のみでは完結しません．関わるスタッフ皆で，共感を軸としてつらい想いを支える必要があります．日々のケアに多職種で取り組むことに加え，たとえば緩和ケア病棟ではイベントやレクリエーションなどを開催することがありますが，そういったイベントもスピリチュアルケアにつながりうる大切なものです．また，スタッフだけでなく，家族や親しい人への働きかけもとても重要ですね．

［精神的苦痛とスピリチュアルペインの違い］

　スピリチュアルペインについてしばしば受ける質問が，「精神的苦痛とどう違うのか？」です．この2つはリンクすることもあるし，明確な区別が難しいこともあります．ただし，基本的には分けて考えたほうがよいです．なぜならば，苦痛の本質・主体が違うから，そして対応が違うからです（図4）．

　まず精神的苦痛ですが，これは**精神症状**と考えましょう（細かい定義は置いておいて）．不安，不眠，抑うつ，パニック発作，せん妄，などなどですね．適応障害，うつ病，全般性不安障害など，精神疾患として名のつくものもここに入ってくるでしょう．一方，スピリチュアルペインの本質は，前述したとおり想いです．**スピリチュアルペインとは，精神的苦痛につながりうる，より根源的なもの**だと捉えてよいでしょう．

　そうすると，両者への対応の違いも見えてきます．精神的苦痛（精神症状・精神疾患）に対しては，毎回投薬を行うかは別として，精神科的な対応が検討されます．原因へのアプローチとともに，抗不安薬・抗精神病薬・抗うつ薬・睡眠薬など薬物療法の適応も検討が必要となるでしょう．一方，スピリ

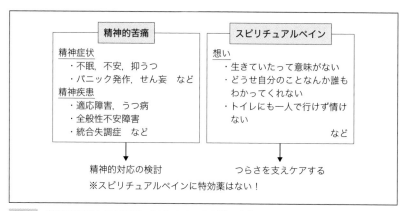

図4 精神的苦痛とスピリチュアルペインの本質・主体

チュアルペインに対しては，前述のとおり共感を軸としたケアが必須です．たとえば，「もう自分なんて生きていく価値がない」というつらい想いから高度の不眠となってしまったとしましょう．不眠に対しては，睡眠薬の適応が検討されるかもしれません．一方，想いに対しては「生きていく価値がないなんて思わないような薬を出しましょう！」という話にはならないでしょう．つらい想いに対しては，関わるスタッフ皆で支え，ケアしていくことが重要です．

Column

～精神的苦痛＝スピリチュアルペインから発生するもの？～

　スピリチュアルペインは「精神的苦痛につながりうる，より根源的なもの」だと述べました．ただ，図1のように全人的苦痛を形成する各要素は影響し合いますので，精神的苦痛は必ずしもスピリチュアルペインだけから発生するものではありません．身体的苦痛や社会的苦痛が精神的苦痛の誘因となることもしばしば経験します．また，電解質異常が原因のせん妄，甲状腺機能異常が原因の抑うつ，ステロイドが原因の不眠など，身体異常や薬剤などが精神的苦痛の原因となることもあります．もちろん，精神疾患が単独で発症することもありえます．

［「ありたい姿と現実のギャップ」の理解をさらに深める］

　ありたい姿と現実とのギャップがスピリチュアルペインでしたが，さらにもう一歩深めてみましょう．死に直面した患者の意識の志向性は，時間性，関係性，自律性の三次元からなり，それぞれの喪失によりスピリチュアルペインが発生するとされています[1]．「人間のありたい姿は，時間性，関係性，自律性の三次元からなる」ともいえるでしょう．

▶ 時間性：「この先もずっと生きていける」というありたい姿

　人は思い描く将来の実現のために現在を生きているという面がありますが，その将来を失うことは言うまでもなく非常につらいことです．また，将来の喪失により，生きている現在の目的や意味の喪失を生じえます．さらに，今まで生きてきた過去の否定や無価値感などにもつながります．「どうせ先はないのだし，これ以上生きる意味がない」「私の今までの人生は何だったのか」などが訴えの例ですね．

▶ 関係性：「誰かがわかってくれる」「誰かが支えてくれる」というありたい姿

　人間は他者あっての存在といえます．他者との関係性があることで，つらいときにはその関係性が大きな支えとなります（また，自己のアイデンティティも他者あってのものですね）．特に臨死期になってくると，家族や友人など大切な人との関係性が支えとなることは言うまでもありません．なかでも「自身のことをわかってくれている」と思える人がいることは，非常に強い心の拠り所となります．

　一方，他者との関係性が希薄な場合，支えが乏しいことでつらい想いを和らげられず，さらにはつらさの増強につながります．また，死に直面し意識が死へと向くことで，大切な人との関係性を逆に閉じてしまうこともあります．「家族が側にいたところで，死ぬのはどうせ私一人」「俺の気持ちはお前たちにはわからない」などですね．

▶ 自律性：「迷惑をかけずに生きられる」「誰かの役に立つ」というあ
　りたい姿

　自律というのは捉え方が難しい言葉かもしれません．自律とは「自分のこと
は自分で決めることができ，コントロールできる」という意味ですね．そして，
自律によりもたらされるのは，「自立」と「生産性」の2つとされています．つま
り，「自律性＝自立＋生産性」と捉えられます．

　自立についてはたとえば，「トイレに一人で行ける」「食事は自分でできる」
「家族に迷惑をかけずに過ごせる」などですね．では，生産性とは何か？　そ
れは，「誰かの役に立つ」ということです．誰かの役に立っているという意識
は人間を大きく支えています．その生産性の要素を喪失してしまうと，「何の
役にも立たず，生きている価値がない」といったスピリチュアルペインが生じ
ます．

▶ スピリチュアルケア：関係性の強化

　スピリチュアルケアには，前述したように**「自分のことをわかってくれてい
る」と思ってもらうこと(共感)**が特に重要です．これは，三次元の視点から言
えば，**関係性の強化**といえます．

［Not doing, but being］

　患者は時に「生きている意味がない」など，どう答えてよいかわからない言
葉を私たちに投げかけてきます．その言葉は重く，受け手の私たちもつらい
気持ちになってしまいます．ただ，その言葉を発した患者は，私たちに気の
利いた回答を求めているのでしょうか．ほとんどの場合はそうではなく，「つ
らい」という気持ちが別の言葉となって表れているのです．そのつらさをわ
かってほしい，支えてほしいという想いが真のニーズであることが多いです．
ですので，その場を取り繕う言葉を探すのではなく，つらさを支えるような
アプローチが重要となります．

　近代ホスピスの母といわれるシシリー・ソンダースは，「Not doing, but
being」という言葉を遺しています．つらい状況にある患者に対して，私たちが
できることはそう多くありません．あえて言葉をかけずとも，「ともにいること」
が患者に対する私たちのメッセージとなるのです．関係性にもよりますが，背中

をさすってあげながらともに時間を過ごす，というようなアプローチが患者の支えや救いとなりえます．つらい時間をともに過ごすのは医療者にとってもつらいですが，その時間を患者と共有することがスピリチュアルケアにつながります．

　元シアトル・マリナーズのイチロー氏は，「黙ってそこにいるというのは何よりも強いメッセージだったりします」とシシリー・ソンダースと同様のことを語っています．1分強の動画ですので，ぜひご参照ください[3]．

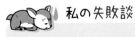 **私の失敗談**

～必ずしも距離を縮めるべきではないケース～

　患者と仲良くなることがスピリチュアルケアには重要ですが，過度に距離を縮めるべきではない患者もいます．たとえばパーソナリティ障害と考えられる患者の場合です（パーソナリティ障害についてはp143（第3章-4）参照）．

　あとあと考えると境界性パーソナリティ障害と思われる方でしたが，当時は筆者がパーソナリティ障害という概念を理解しておらず，親身な対応を心がけ，（過度な？）信頼を得ていた患者家族がいました．しかし，筆者の何気ないひとことをきっかけにその方が激しく憤怒し，「信じてたのに，あなたは本当はそういう人だったんですね！！！」などと激しく罵られ，以降はその家族の存在が診療に大きな支障をきたし非常に苦労しました（何とか丸くはおさまりましたが）．

　スピリチュアルケアの基本を理解した上で，あえて一定の距離をとるべき患者も存在します．すべての人に「優しさは伝わる」とは，残念ながら思わないほうがよいでしょう．受容的な姿勢や情緒的な態度は緩和ケアにおいてきわめて重要ですが，そういった姿勢や態度を過度にとるべきではない患者がいることは，肝に銘じておきましょう．特に心が純な医療者ほど，その優しい心をズタズタにされて現場を離れていく，ということも発生しえます（「優しさが私の長所で，だから緩和ケアを選んだ」という緩和ケア従事者には特に起こりがちです）．「熱意と優しさだけで援助できると考えているのは，素人にすぎない」と筆者の愛読書で述べられています[2]．

私のプラクティス
～関係性を強化するために～

〈その1〉

　60歳代の男性患者で，頑固一徹という言葉がぴったりの方がいました．病状進行に伴い入院となりましたが，医療者に心を開いてくれません．筆者も毎日訪室するのですが，「お前はもういい」と一言で追い返される日々でした．

　そんなある日，ベッド柵にタオルがかかっており，そのタオルには「SoftBank HAWKS 攝津 正」とありました．攝津選手は2010年代のホークスを支え，沢村賞にも輝いた大投手です．筆者がふと患者に「攝津投手がお好きなんですか？　攝津投手のシンカーはすごいですよね」と声をかけると，患者は驚いたような表情に．そして自分から「攝津はシンカーだけじゃないんだよ．針の穴を通すようなコントロールがさらに凄くて…」と饒舌に語り出し，攝津選手の話題でひとしきり盛り上がりました．その日を境に少しずつ患者と打ち解け，仲良くなることができました．

　「関係性を強化する」と言うと難しく聞こえますが，こういうことなんだろうなあと思っています．ベッド周りや病室にはいろんなヒントがありますね．

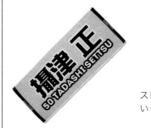

スピリチュアルケアのヒントはこういうところにあります

〈その2〉

　外来患者の場合，「前回の外来で出た話題に触れること」は関係性の強化にとても有効です．たとえば「今度旅行に行くんです」と患者が言ったとしたら，忘れないようにカルテの片隅に残しておくとよいです．そして，次回の外来で旅行の話題をふるようにしましょう．患者が話題にあげる前に「旅行はどうでしたか？」とこちらから触れると，さらに効果的ですね．「個人的なことを覚えてくれていた」というのは非常に喜んでもらえますし，関係性の強化につながると実感しています．筆者はカルテのP（プラン）のところに，「次回外来で旅行の話題を」などと記載しています．公文書に残す内容ではないという意見もあ

るかもしれませんが，患者のスピリチュアルケアに重要である立派なプランですので，堂々と記載しています．

　また，「髪を切ったなどの変化に気づいて指摘する」「診察時に誕生日を毎回カルテでチェックし，近ければ触れる」なども意識しているところです（この辺りは入院患者にもいえることですね）．

文献

1) 村田久行：終末期がん患者のスピリチュアルペインとそのケア．日ペインクリニック会誌 **18**：1-8, 2011
　▷ スピリチュアルペインの捉え方，いわゆる村田理論について詳細に述べられています．

2) 春日武彦：パーソナリティ障害．援助者必携 はじめての精神科，医学書院，東京，第2版，2011
　▷ 非常に実践的かつ面白く，精神科に興味がなくても読むべき良書です．第3版も出ています．

3) YouTube いつも前向きじゃないといけないでしょうか？【おしえて！イチロー先生】
　［https://www.youtube.com/watch?v＝R1eQ0ZvhalQ］（2022年3月5日閲覧）
　▷ イチロー氏がスピリチュアルケアの本質を突いています．自然と身についたものなのでしょうか，さすがイチロー！

第 2 章

実際にどうする？
難しい場面での対応

1. 希死念慮
〜「死にたい」と言っている〜

これで脱・初心者！
つまずきやすいポイント

① 「死にたい」という言葉に対する自分の感情の動きに注意しましょう．「死にたい」と言われるときは，とても大切なときです．

② 「死にたい」の背景に隠れた想いを聴きましょう．「死にたい」の背景には必ず何がしかの想いがあるはずです．

③ 「死にたい」と言われたとき，「生きたい」気持ちがそこにはあります．死にたいと生きたいの間で揺れる気持ちを理解しつつ，専門家につなぐべき「死にたい」なのか考えましょう．

① 「死にたい」という言葉に対する自分の感情の動きに注意する

　難治性の病気を抱えた患者から「死にたい」気持ちを打ち明けられる場面は，医療者であれば一度は経験したことがあるのではないでしょうか．もちろん，直接の「死にたい」という言葉でなくても，「消えてなくなりたい」とか「生きる気力がない」などといった言葉かもしれません．

　そのときの経験を思い出してみてください．そのとき，あなたはどのように対応しましたか？　また，どのような気持ちになりましたか？

　おそらくほとんどの方が，初めて「死にたい」ということを表出されて，驚かれたり，ドギマギされたりしたのではないでしょうか？　筆者も同じ経験をしています．

私の失敗談

～「死にたい」と言われて頭がまっ白に…～

　筆者が初期研修医時代の話です．65歳の女性患者が胃がんの再発で化学療法を行っていましたが，化学療法の副作用の悪心・嘔吐が強く，緊急入院になり，筆者が担当医になりました．食事ができないため，管理栄養士に食事内容の検討をお願いしつつ，点滴での治療を行っていました．あるとき，いつものようにベッドサイドに伺うと，ポツリとこう言いました．「こんな抗がん剤やり続けていて，何の意味があるのかしら…．本当は早くあの世に行きたいのに…」．筆者は突然のことで頭が真っ白になり，どのように対応したかはっきり覚えていませんが，抗がん薬治療の意義や，今回副作用が出てもまた違う治療があるというような場当たり的なことをお伝えしてその場をやり過ごしてしまった気がします．あのとき，もう少し患者の言葉にうまく対応できていたらと，とても反省するエピソードです．

　「死にたい」と言われて，平常心でいられる医療者はまれです．筆者もそれなりに臨床経験を重ねてきましたが，以前ほどではないとはいえ，患者に「死にたい」気持ちを打ち明けられたときには感情が動きます．**まずは，その感情に気づき，その場にいったん留まりましょう**．そして，「死にたい」気持ちを，あなたに，そして，そのときに打ち明けたいと思った患者の気持ちに最大限の敬意を払いましょう．できれば，患者がなぜそう思うに至ったのか，あとから振り返れればよいですが，その前に，その場では以下に述べる②のような対応ができればよいと思います．

> **Dr 森田より**
> 「私が今選ばれた」には，「どうして私が？」と「どうして今？」の両方の意味があります．「患者が最も大事なことを自分に話してくれた，そのことに，まず感謝するように」と筆者は教えられました．

② 「死にたい」の背景に隠れた想いを聴く

　「死にたい」の背景には，必ず何かしらの想いがあるはずです．単に「希死念慮」というわけではなく，なぜそういう思いになるのか，その背景がとても

大切です．身体的苦痛，精神的苦痛，社会的苦痛，スピリチュアルペインの4つの要素から構成される**全人的苦痛**(p38の図1参照)**の各々が，死にたい気持ちに関与しうることには注意が必要です．「"希死念慮＝うつ病"だから，精神科医に紹介！」というわけでは必ずしもありません．**たとえば，

・身体的苦痛：お腹の痛みが強くて，耐え難い．うまく痛みがとれていない．
・精神的苦痛：気持ちが億劫で，夜もよく眠れない日が続いている．
・社会的苦痛：仕事も失って，金銭的にも家族にすごく負担をかけている．
・スピリチュアルペイン：下の世話を他人にしてもらうくらいなら，死んだほうがましだ．

…などです．

　もちろん，p54で述べるようなリスク評価は必要ですが，その前に！　死にたい気持ちの背景に隠れた想いを聞いてみましょう．少なくとも「死にたい」気持ちを打ち明けられたあなたになら，その想いを語ってくれるはずです．

　読者のなかには，背景を探るために詳しく話を聞くことでより「死にたい」という気持ちが強くなるのではないかという懸念をもつ方もいるかもしれません．しかし，詳しく聞いたことが自殺の可能性を高めたという研究はなく，むしろ聞いてくれたことで安心したという指摘[1]もあります．

③ 「死にたい」と言われたとき，「生きたい」気持ちがそこにはあります

「死にたい」と言う患者の多くは，同時に「生きたい」という気持ちをもっています．

> Dr 森田より
> 「"cry for help"の死にたい」といわれます．

　もちろん「死にたい」気持ちは大切に扱われるべきで，軽々しく「実際には死なない」などと思ってはいけませんが，言葉のうしろに隠れた反対の想いについて，常に意識して対応するようにしましょう．

　希死念慮が強い場合には，実臨床では精神科医などの専門家につなぐべきでしょう．しかし，どのような場合に専門家につなぐべきか，またその評価

をどのようにしたらよいかはあまり知られていません．もちろん，何らかの明らかな自殺企図があった場合には，一度は精神科医の診察を受けるべきですし，差し迫った具体的な計画がある場合も同様でしょう．しかし実臨床では患者の「死にたい」気持ちの程度はさまざまであり，また専門家へのアクセスの難易度も大きく異なります．できれば，日頃から周囲に相談しやすい，信頼できる専門家を見つけておくとよいでしょう．

 私のプラクティス

～「死にたい」背景を探るポイント～

よく「背景を探る」と言いますが，そのためのポイントは2つあります．それは，

①適切なノンバーバルコミュニケーション（非言語的コミュニケーション）も用いること

②自分が使い慣れた聴き方をあらかじめもっておくこと

です．①については，さまざまなコミュニケーションスキルがあるなかで，ノンバーバルコミュニケーションの重要性がいくつかのコミュニケーションプログラムで述べられています[2]．たとえば，適切な間（沈黙）を置くこと，ゆっくりと大きすぎない声で話しかけること，大きくうなずくこと，必要に応じてタッチングなどを用いることなどです．どういうときにどのコミュニケーションを用いるかは時と場合によりますが，少なくとも患者が安心できるような環境づくりにコミュニケーションは大きく寄与しています．

②については，背景を探るための質問のレパートリーをいくつかもっておくことです．たとえば「なるほど…．○○○（オウム返し）と思われるのですね．もし差し支えなければ，なぜそのように思われるのか，教えていただけませんか？」などです．この言い回しは人によって，言いやすい言い方も変わりますし，地域によってはそこの方言を用いたほうが自然に話せるなどもあるかもしれません．いずれにせよ，とっさのときに「背景を探る」ための心づもりを，常日頃からしておくことが大切です．

［自殺に関する基本的知識］

自殺に共通する特徴として，自殺学の祖と言われるエドウィン・S・シュナイドマンは次の10つをあげています（表1）．30年ほど前のものですが，現在でも通ずるものがありますので，1つ1つについてよく理解しておくことが大切です．

［自殺のリスク評価とその頻度[3]］

自殺の一般的なリスク因子としては表2のようなものがあります．

また希死念慮のある患者に対しては，図1[4]のように具体的計画性，出現時期・持続性，強度や客観的確認について評価するように述べられています．しかしながら，**実際には深刻な自殺念慮ほど隠される傾向がある**ともされており，一見して「自殺」の恐れがないと過小評価することには十分な注意が必要です．

> Dr 森田より
> 　死亡直前期の「死にたい」の場合，積極的な希死念慮（自分で死をもたらしたい）よりも，「"cry for help"の死にたい」（死にたいほどつらいから何とかしてほしい）や，広い意味での死の受容としての「死にたい」（いつお迎えが来てもいい気持ちだ）に出会うほうが，通常の臨床家は多いかもしれません．

表1　自殺に共通する10の特徴

・自殺に共通する目的は，問題を解決することである
・自殺に共通するゴールは，一切の意識活動を止めることである
・自殺に共通する動機は，耐え難い精神的苦痛である
・自殺に共通するストレッサーは，満たされない欲求である
・自殺に共通する感情は，絶望感と無力感である
・自殺に共通する認知の状態は，両価性である
・自殺に共通する認識の状態は，心理的な視野狭窄である
・自殺に共通する行動は，脱出である
・自殺に共通する対他的行動は，意図の伝達である
・自殺に共通する対処パターンは，それまでの人生において繰り返されてきたものである

（Edwin S Shneidman：Definition of Suicide, John Wiley&Sons, New Jersey, 1985 より引用）

初心者の処世術

〜情報共有をして多くの目で見守ろう〜

　患者に希死念慮があるということを一人で抱え込まず，病棟スタッフや緩和ケアチームメンバーと共有しておくこともとても大切です．「死にたい」と打ち明けられること，またそれを受け止めることは，医療者にとっても心理的負担となりえます．また「死にたい」気持ちを抱える患者を多くの目で見守るという観点からも，**スタッフ間の情報共有は必ずしておくようにしましょう**．さらに，いざというとき頼れる専門職を知っておくことも重要です．精神科医や臨床心理士・公認心理師，また精神科リエゾンナース（精神看護専門看護師）などが各医療機関にいるか，確認しておきましょう．

表2	自殺の一般的なリスク因子

- ・過去の自殺未遂・自傷行為歴
- ・喪失体験：身近な者との死別，人間関係の破綻など
- ・過去の苦痛な体験：被虐待歴，いじめ，家庭内暴力など
- ・職業問題・経済問題・生活問題：失業，多重債務，生活苦，不安定な日常生活など
- ・精神疾患・身体疾患の罹患およびそれらに対する悩み：うつ病，身体疾患での病苦など
- ・ソーシャルサポートの欠如：支援者の不在，喪失など
- ・自殺の手段への容易なアクセス
- ・自殺につながりやすい心理状態：希死・自殺念慮，不安・焦燥，衝動性，絶望感，攻撃性など
- ・家族歴
- ・その他：アルコール・薬物，自殺に関する不適切な報道など

（日本精神科救急学会（監）：精神科救急医療ガイドライン2022年版，春恒社，東京，p189-195，2022および日本精神神経学会 精神保健に関する委員会：日常臨床における自殺予防の手引き．精神誌 **115**：付録，2003を参考に作成）

　がんの既往のある自殺者は自殺者全体の約5％，死亡したがん患者全体の約0.2〜0.3％を占めると推計され，がん患者の自殺が少なからず生じていることが報告されています[5]．また，がん患者の自殺の危険性はがん診断後の時期により異なり，がん診断後6ヵ月以内，特にがん診断直後をピークとして経時的に危険性は漸減してきます．したがって，**がんの告知場面とその後の外来時などは特に注意が必要です**．

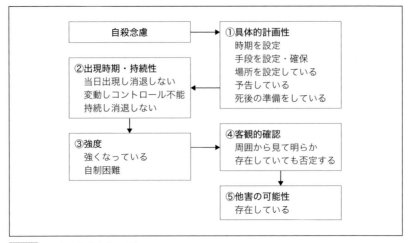

図1　現在の自殺念慮の評価

〔日本精神科救急学会(監)：精神科救急医療ガイドライン2022年版，春恒社，東京，p188，2022より許諾を得て転載〕〔https://www.jaep.jp/gl/gl2022_all.pdf〕(2023年6月1日閲覧)

　また，がん以外の難治性の身体疾患でもうつ病などの精神疾患の頻度は上がり，なかには自殺率の上昇が示唆されている疾患もあります．

［「死にたい」気持ちを有する患者への基本的態度］

　「死にたい」気持ちを有する患者への医療者の基本的態度としては，**表3**のような支持的な対応が望ましく，TALKの原則(**表4**)に従って対応することが求められます．

　特にTALKの「K：安全の確保」については，一般的には「死なない約束をする」ということで広く知られていますが，この効果についてはさまざまな研究がなされています．少なくとも機械的・流れ作業的な「死なない約束」に意味はなく，むしろ逆効果だという研究さえあります．しかしながら，対応する医療者が心の底から心配しているということがコミュニケーションのなかで伝われば，それは患者の「死にたい」気持ちの緩和につながり，この人ならわかってもらえるという安心感につながることもまた事実です．したがって，**テクニック的な「死なない約束」よりも，患者を心配する気持ちの表出が大切**

表3 自殺の危険性が高い者に対する医療者の基本的な態度

受容と共感	患者を一度しっかり受容する. そして「批判的にならない, 叱責しない, 教条的な説諭をしない」を心掛ける
傾聴	患者の語る話に無批判に耳を傾け, その内容を真剣に捉える
ねぎらい	患者の苦労を受け止め, 相談したいことや自殺について打ち明けたことをねぎらう
支援の表明	力になりたいという医療者側の気持ちを伝える. 曖昧な態度をとらない
明確な説明と提案	患者の個別性に配慮し, 提案は具体的に行う. 安易な励ましや安請け合いをしない

〔日本精神科救急学会(監):精神科救急医療ガイドライン2022年版, 春恒社, 東京, p176-177, 2022 より許諾を得て改変し転載〕〔https://www.jaep.jp/gl/gl2022_all.pdf〕(2023年6月1日閲覧)

表4 TALKの原則

T(Tell)	誠実な態度で話しかける, 言葉に出して心配していることを伝える
A(Ask)	希死・自殺念慮について率直に尋ねる
L(Listen)	相手の訴えを傾聴する
K(Keep safe)	安全を確保する

〔日本精神科救急学会(監):精神科救急医療ガイドライン2022年版, 春恒社, 東京, p177, 2022 より許諾を得て改変し転載〕〔https://www.jaep.jp/gl/gl2022_all.pdf〕(2023年6月1日閲覧)

だと個人的には考えています.

Dr 森田より
「"cry for help"の死にたい」の場合, 同定された死にたい理由に対して, 何をいつまでにどうするのか, 効果がなかったらどういう選択があるのかをおおむね「見通しがつくように」共有できれば, それ自体に治療効果があります. たいていの人は, 「いつまで続くかわからない苦痛」には耐えられませんが, 「いつまで, と限定された苦痛」には耐えることができます.

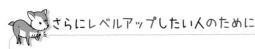

さらにレベルアップしたい人のために

~ロールプレイのススメ~

　本項では「死にたい」気持ちを表出されたときの対応について述べてきました．この「死にたい」気持ちの表出には，とっさの対応が求められます．したがって日頃からのシミュレーション，イメージトレーニングが非常に重要です．可能であれば，親しい医療者とのロールプレイなどをしてみてもよいかもしれません．ロールプレイをする際には，医療者側への患者側からのフィードバックだけでなく，患者側の気持ちの振り返りもしてみると，より良い振り返りになること間違いなしです．

文献

1) ジョン・A・チャイルズほか(著)，高橋祥友(訳)：自殺予防臨床マニュアル，星和書店，東京，2008
　▷ 自殺についてより詳細に知るには最適の書です．

2) Epstein RM et al：Patient-Centered Communication in Cancer Care：Promoting Healing and Reducing Suffering, p1-17, National Cancer Institute, NIH Publication No.07-6225. Bethesda, MD, 2007
　▷ がん患者に対してどのようにコミュニケーションをとればよいか，実際のコミュニケーションプログラムなども含め紹介されています．

3) 松本俊彦：もし「死にたい」と言われたら　自殺リスクの評価と対応，中外医学社，東京，2015
　▷ 名著！　ページ数も多くなく，価格もリーズナブル．すべての医療者にオススメの1冊です．

4) 日本精神科救急学会(監)：精神科救急医療ガイドライン2022年版，春恒社，東京，2022
　〔https://www.jaep.jp/gl/gl2022_all.pdf〕(2023年6月1日閲覧)
　▷ 精神科救急に関わる人だけでなく，緩和ケアやプライマリ・ケア領域で対応が求められる医療者は，少なくとも「6章 自殺未遂者対応」は一読することをオススメします．

5) 国立がん研究センター(編)：がん医療における自殺対策の手引き(2019年度版)
　〔https://www.ncc.go.jp/jp/ncch/division/icsppc/020/ganiryou.pdf〕(2023年6月1日閲覧)
　▷ がん患者の自殺に関連した本邦の調査および，その対応に関して詳細に解説されています．

6) 日本精神神経学会 精神保健に関する委員会(編著)：日常臨床における自殺予防の手引き．精神誌 **115**，2013付録．
　〔https://www.jspn.or.jp/uploads/uploads/files/journal/suicide_prevention_guide_booklet.pdf〕(2023年6月1日閲覧)
　▷ 日本精神神経学会の手引き．精神科医療に関わる医療者だけでなく，自殺に関わる可能性のある医療者が基本的な対応を知るのに必読です．

2. 怒り
〜すごく怒っている〜

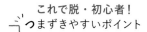
これで脱・初心者！
つまずきやすいポイント

① 相手が怒っているということに気づきましょう．怒っているとき，必ずしも声を荒げているとは限りません．

② 「怒り」の背景に隠れた想いを理解しましょう．もしかすると，その怒りは必要な「怒り」なのかもしれません．

③ 怒りを向けられたときの基本的な対処は心得ておきましょう．そのときのコツは，一人で抱え込まないことです．

④ 怒りを向けられたときの自分の感情をうまく処理しましょう．怒りを向けられて良い気持ちがする人はいません．しかし，溜め込みは厳禁です．

 ① 相手が怒っているということに気づく

「怒り」は誰しもがもつ普遍的な感情です．心理学者のポール・エクマンは人間の普遍的な感情として，喜び，悲しみ，怒り，恐れ，嫌悪，驚きの6つをあげており，「怒り」はそのうちの1つです．

医療現場でも少なからず「怒り」の感情をもつ患者・家族に出会うことはあるでしょう．怒りへの初期対応を誤ると，次第にエスカレートして，やがては暴言・暴力となり，ややもすると医療安全上，また法的にも問題になりかねません．

「怒り」の表出方法は，人によってさまざまです．恐らく真っ先に思い浮かべるのが，「声を荒げている」状況だと思いますが，**「怒り」の表現方法はそれだけではありません**．

　たとえば

　・ムッとする

　・医療者の話を聞かない

　・何度もナースコールを押す

　・わざと手間のかかることをする

などもあります．まずは患者・家族の怒りに気づきましょう．

　また，誰が怒っているのかをしっかり把握することもとても重要です．患者自身が怒っている場合，家族だけが怒っている場合，患者・家族いずれもが怒っている場合など，各々によって以下に述べるようにその後の対応法も異なります．

 ## 怒っている背景を理解する

　誰かが怒っていることを把握したら，「怒り」の背景に隠れた想いを理解しましょう．

　怒りは二次感情ですが，**その背景にある一次感情に気がつくことも重要です**．隠れた一次感情とは**心配，不安，寂しさ，悲しさ**などです（図1）．たとえば家族が怒っている場合には，患者への心配が怒りの原因になっている可能性がありますよね．したがって，怒りの原因となる一次感情に気がつく，さらにその背景の状況を考えるということはとても大切です．

　また，全人的苦痛の表出としての「怒り」もあります．たとえば，身体症状が十分に改善しない，心理社会的な状態が満たされないなどです（図2）[4]．スピリチュアルペインにあるような，理想と現実との間の葛藤が「怒り」として表出されることもしばしばです．

　怒りの背景には，必ずその人の信念（コアビリーフ）が存在するといわれます．怒りの絶頂期にはそれを確認することは難しいと思いますが，事前に少しでもわかっていれば，もしくは少し怒りが収まって冷静になってきた際には，そのコアビリーフを尋ねてみるのは1つの方法かもしれません．

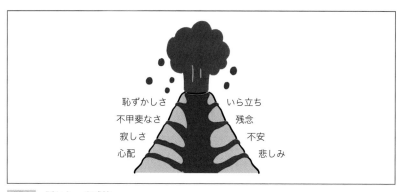

図1 隠れた一次感情

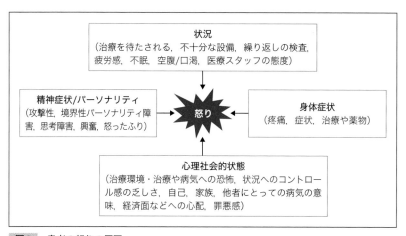

図2 患者の怒りの原因

（山本賢司：緩和ケア領域における怒りの問題とその対処. 北里医学 **38**：121-125, 2008 より許諾を得て転載）

　また，背景に医療不信が隠れていることもありますし，その人の自尊感情の低さなどが怒りの閾値に影響することもよく知られています.

Dr 森田より
　怒りは「喪失への反応である」という古典的な見解があります. 失ったことへの怒りが自分に向くと抑うつになり，他者に向くと怒りになります. いずれも，おおもとには「何かを（健康を，命を，今まで大事にしてきたことを）失った」という喪失感があります.

3 「怒り」へはこう対処する

　怒っている患者・家族への対処では，とりわけ**態度や姿勢が重要です**．特**に相手を尊重していないという態度は，すぐに伝わり，余計に怒りを助長する**ことになりかねません．

　当然のことながら，怒りに怒りで返すのは論外ですが，不用意になだめたり，その場を立ち去ろうとしたり，ごまかしたり，十分に話を聞かないまま早い段階で「はい，わかりました」などと理解を示す，などの行為も，怒りを収めるどころか逆効果になることもあります．

　まずは，怒っていることを把握したら努めて冷静になりましょう．そして，できるだけ落ち着いた環境を準備します．うるさい環境や大勢の人がいるところは極力避け，大きな声でなくても話ができる環境が望ましいでしょう．

> Dr 森田より
> 　怒りは最も長続きしにくい感情であると考えられています．怒りを無理に鎮めようと思わなくても，たいていの場合には「悪化さえさせなければ」自然に消退していくのもそのためです．

　その上で，まずは怒っている感情，特に後述する**一次感情に目を向け，その背景を理解する**ように努めましょう．このとき，早合点は禁物です．怒りの文脈をよく理解することが大切です．また「なぜ？　どうして？」などと質問が投げかけられることもありますが，場合によっては「言い訳」と捉えられてしまうことも多く，また細かなこと1つ1つについて返答していると，重箱の隅をつつくような形となって，余計に怒りが増してくることも少なくありません．一通りの話を聞いた上で，文脈が理解できてから，まとめてお答えするほうがよい場合もあります．

　明らかに医療者側に非があり，怒りが妥当なものであれば，当然ですが正直に謝罪する姿勢も大切です．そして，可能な範囲で提案できる改善策を提示することもあります．こういった，医療者側の誠実な対応により怒りが収まることもしばしば経験します．

　しかし，話をしても延々と怒りを表出される場合には，いったんその場を

しめるということも時に必要になります．話を切り上げにくい場合，敢えて院内PHSを鳴らしてもらうなどの方法もあります．

　自分一人の力では事態の収拾がつかないこともあります．そのような際には，ほかの人（特に上級医）などの力を頼ることも時には大切です．

> Dr森田より
> 　怒りに対応するのが「好き」とまでは言いませんが，「うまい」人が必ず職場に何人かいますね．怒りに対応するキャパが広い人，泣いている人に対応するキャパが広い人，何度も同じことを言われても対応するキャパが広い人…いろんな人がいるので，自分が苦手だなと感じたら得意な人に任せるというのもいい方法だと思います．

　一方で，怒りがエスカレートして過剰な要求になってくる場合には，逆に「限界設定」をする必要があることもあります．この「限界設定」に関しては，一人ではなく病院全体としての対応が求められるので，必ず上級医や医療安全管理者などにも相談するようにしましょう．

　怒りの程度とアプローチの違いについて図3に示します．

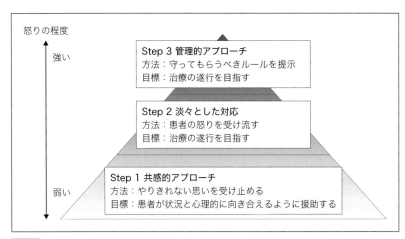

図3　怒りの程度とアプローチの違い

怒りの程度が著しく強い場合は，器質的異常，物質，精神疾患の鑑別が必要．
患者の怒りが医療者などの他者に向かう場合（置き換え）は，Step 2以上の視点が必要になることが多い．
（清水　研ほか：薬剤師が行うこころのケア―こんなときどうするの？　第7回「ずっと頑張ってきたのに，なんで私ばかりこんな目にあわなければならないの！」―怒りという感情の扱い方．月刊薬事 **61**：683-692, 2019より許諾を得て改変し転載）

━━━━━━━━━━ 私のプラクティス ━━━━━━━━━━

〜ほかのスタッフとチーム一体となって対処しよう〜

〈その1〉

　メディカルスタッフから報告を受け，怒っている患者に対応しに行ったにもかかわらず，その場を収めることができず，結局指導医が出てきて場を収めてくれたという経験は何度かあります．特に自分が主治医であった場合には，従前から怒っている方との関係性が近く，より怒りを向けられやすかったり，またこちらも思いがこもっていて信念対立になることも少なくありません．もちろん，患者や家族とのそれまでの関係性や臨床経験などにもよりますが，「怒り」をあらわにする患者に対して，自分だけでなく冷静な第三者の必要性を感じた経験です．

〈その2〉

　怒りに対しては助け合いがとても大切です．特に医師は，医療者のなかでは比較的強い立場にいることが多く，患者や家族から怒られることはまれかもしれません．一方で，メディカルスタッフはその怒りの矢面に立たされることも少なくありません．怒りを表出されたメディカルスタッフに対しての心理的ケアも，医師の重要な役割の1つです．

　怒りを受け続けると，大切な医療者のバーンアウトの原因にもなりかねません．「怒り」を表出する患者や家族への対応には，病棟や緩和ケアチーム一体となって関わりましょう．

④ 怒りを向けられたときの自分の感情をうまく処理する

　最後は「怒り」を向けられたあとの対応です．ただでさえ，難治性疾患の患者・家族に対応するにはそれなりの気苦労がある上に，「怒り」を向けられた場合には相当なストレスが生じます．加えて，「怒り」に対応するには高度なコミュニケーションスキルが求められます．

　まずは溜め込み厳禁です．各々に得意なストレスコーピングの方法はあると思いますが，人に話してスッキリするのであれば，積極的にほかの人に愚痴りましょう．

　自分自身がメンタルを病まないためにも，またバーンアウトにならないた

めにも，自分自身の感情処理はとても大切です．

　加えて，下記に述べるような「怒り」に対する基本的知識をもっておくことで，「あぁ，あの方はこういうことで怒っていたんだな」と頭で理解できるようになると，少しだけスッキリするかもしれません（とはいっても，怒られたことに対するモヤモヤはなかなか晴れないとは思いますが…）．

［怒りの表現の種類］

　冒頭にも述べたように，一般的には「怒り」は頭にくるとかキレることを指していることが多いですが，実はさまざまな怒りが存在します（表1）[5]．「怒り」を怒りと気づかないと対応を誤ることがあるので，こういった**さまざまな怒りの表現を押さえておきましょう**．

［受容段階の1つとしての「怒り」］

　「怒り」といえば，エリザベス・キューブラー・ロスの「死の受容の5段階」[6]（p4の図1参照）がまず思い浮かぶ方も多いのではないでしょうか？

　死にゆく患者の心理は，告知から死までさまざまな経過をたどります．この段階は順に進むわけではなく，入れ代わり立ち代わり現れるさまざまな感情を織り交ぜながら進みます．「怒り」に関しても「否認」と「取引」との間という単純な理解ではなく，その間に抑うつがあったり，一部の受容があったりなど，その**複雑な心理について理解しようと努める**ことが臨床現場では求められます．

［防衛機制としての「怒り」］

　防衛機制の1つとしての「怒り」の理解も大切です．代表的な「防衛機制」を表2に示します．このうち「怒り」は「置き換え」や「投影（投射）」の現れであることもしばしばあります．

表1	怒りの表現の種類

体感表現としての怒り

1. ムカつく
   不機嫌になる程度で，表情でも一瞬の怒りのサインが表れるが，怒りを表出させない意思が働いている
2. アタマにくる
   加熱した「マグマの上昇状態」で怒鳴り声などとして表出され，怒りを抑えることが難しい
3. キレる
   「噴火＝爆発状態」で，心がすべて怒りそのものとなる．怒りに支配された状態である

怒りの意味をほかの感情との対比によって捉える

1. イライラ・ムシャクシャ
   爆発する前の段階で怒りを我慢できている状態，あるいはある程度弱い怒りの状態
2. 癇癪
   幼児が自分の要求を受け入れない他者やうまく扱えない玩具に対して示す激怒
3. ふてくされ
   自分の行った好意を誰も理解してくれない，感謝してくれない状態
4. 憎しみ・恨み
   怒りの対象が行為ではなく，その行為者に固着した場合
5. 嫉妬
   三者関係で生じる
6. 叱り
   叱るという行為で，表出として怒りと共通である

その他

1. 敵意
2. 攻撃

(Breitbart W et al：Depression, hopelessness, and desire for hastened death in terminally ill patients with cancer. JAMA **284**：2907-2911, 2000 を参考に作成)

　「置き換え」とは，自身の経験している感情を本来の対象ではなくほかの対象に向けることを指します．難治性疾患の場合，うまくいかないことに対する憤りが，無意識に他人に対する「怒り」として表現されることがあります．

　また投影（投射）とは，自身の心のなかに生じた否定的な感情を，自分以外の他人や集団に帰属し，あたかもその感情が帰属相手のなかにあるかのごとく錯覚する心理状態のことを指します．

　心理的防衛機制についての理解は「怒り」が表出された場合に役に立ちます．

［背景に精神疾患をもつ「怒り」］

　また，**怒りの背景に何らかの精神疾患が隠れている可能性**も考慮に入れる

表2 代表的な防衛機制の内容とその例

防衛機制の例	内容	具体例
抑圧	容認し難い欲求不満を抑え込む	無意識のうちに忘れる
投影（投射）	抑圧した感情を他者のものとみなす	自分が嫌いな人に，逆に嫌われていると思う
退行	幼児期など発達の前段階に逆戻りする	赤ちゃん返り
逃避	困難な場から逃げ出す，その環境を避ける	空想や疾病に逃げる
反動形成	抑圧された欲求とは逆の行動や態度をとる	嫌いな上司を褒める
合理化	自分に都合の良い理由をつける	言い訳をする
同一視	理想的なものに自分を近づける	憧れている人のマネごと
置き換え	負の感情をほかのものに向ける	八つ当たりをする
昇華	何か別のより高度なものに熱中し，社会に認められようとする	芸術・スポーツなどで結果を出す
補償（代償）	手に入らないものを，獲得しやすい別のもので補う	不得意な面ではない別のことに取り組む

　必要があります．もちろん，ほとんどの医療現場でみられる「怒り」は正常心理の範疇ではありますが，なかには精神疾患に由来すると考えられる「怒り」もあります．実際，DSM-5の診断基準の項目に"怒り"や"易怒性""いらいら""いらだたしさ"などといった項目が入っているものは非常に多くあり，その数は43にものぼります（表3）[7]．

　表3[7]のなかでも，特に医療現場で最もよくみられる「怒り」の背景として，**せん妄**（8.1）を見逃してはいけません．特に過活動型せん妄の場合には，普段平穏な方でも抑制が外れ「怒り」のような表現型となることも少なくありません．せん妄の本態は「意識障害」であり，原因検索が重要ですし，薬物療法と並行して非薬物療法（ケア）も非常に重要になってきます．**「怒り」を見たら，まず「せん妄がないか？」という目で診療に当たる**ことが大切です．

　また，せん妄がないにもかかわらず何度も「怒り」を繰り返す場合，表3[7]にあげられるような精神疾患に関する評価について精神科医にアドバイスを求めてみるのも1つの方法かもしれません．

表3　"怒り"がみられやすいおもな精神疾患

Ⅰ．DSM-5診断基準に"怒り"に関連した項目が入っている疾患

1．双極性障害および関連障害群(irritable, irritability：易怒性, edginess：いらいら)
　　1)双極Ⅰ型障害
　　2)双極Ⅱ型障害
　　3)物質・医薬品誘発性双極性障害および関連障害
　　4)他の医学的疾患による双極性障害および関連障害
　　5)他の特定される双極性障害および関連障害
2．抑うつ障害群
　　1)重篤気分調節症(irritable：易怒性, anger：怒り, temper outbursts：かんしゃく発作)
　　2)月経前不快気分障害(irritability：いらだたしさ, anger：怒り)
3．不安症群
　　1)全般性不安障害(irritability：易怒性)
4．心的外傷およびストレス因関連障害群
　　1)反応性アタッチメント障害/反応性愛着障害(irritability：いらだたしさ)
　　2)心的外傷後ストレス障害(anger：怒り, irritable behavior：いらだたしさ, angry outbursts：激しい怒り)
　　3)急性ストレス障害(irritable behavior and angry outbursts：いらだたしさと激しい怒り)
5．秩序破壊的・衝動制御・素行症群
　　1)反抗挑発症(angry/irritable mood：怒りっぽく/易怒的な気分, loses temper：かんしゃく, annoyed：いらいら, angry：怒り)
　　2)間欠爆発症(anger：怒り)
6．物質関連障害および嗜好性障害群
　　1)カフェイン離脱(irritability：易怒性)
　　2)大麻離脱(irritability, anger：易怒性, 怒り)
　　3)精神刺激薬中毒(anger：易怒性)
　　4)ニコチン離脱(irritability, anger：易怒性, 怒り)
　　5)ギャンブル障害(irritable：いらだつ)
7．パーソナリティ障害群
　　1)妄想性パーソナリティ障害(react angrily：怒った反応)
　　2)反社会性パーソナリティ障害(impulsivity：衝動性, irritability：いらだたしさ, 攻撃性：aggressiveness)
　　3)境界性パーソナリティ障害(irritability：いらだたしさ, anger：怒り)

Ⅱ．児童・青年においてのみ，DSM-5診断基準に"怒り"に関連した項目が入っている疾患

1．抑うつ障害群
　　1)大うつ病性障害(irritable mood：易怒的な気分)
　　2)持続性抑うつ障害(気分変調症)(irritable：易怒的)

Ⅲ．DSM-5診断基準には"怒り"に関連した項目が入っていないが，臨床上"怒り"がみられやすい疾患(『DSM-5精神疾患の診断・統計マニュアル』に"怒り"に関連した記載がある疾患)

1．発達症群
　　1)注意欠如・多動症(irritability：易怒性)
2．統合失調症スペクトラム障害および他の精神病性障害群
　　1)妄想性障害(irritable：いらいら, anger：怒り)
　　2)統合失調症(anger：怒り)

(次頁へつづく)

3．不安症群
　1）分離不安症（anger：怒る，aggression：攻撃性）
4．食行動障害および摂食障害群
　1）反芻症（irritable：いらいら）
　2）回避・制限性食物摂取症（irritable：いらいら，irritability：いらだち）
　3）神経性やせ症（irritability：焦燥感）
5．睡眠‐覚醒障害群
　1）不眠障害（irritability：易怒性）
　2）悪夢障害（irritability：易怒性）
　3）物質・医薬品誘発性睡眠障害（irritability：易怒性）
6．秩序破壊的・衝動制御・素行症群
　1）素行症（irritability：易怒性）
7．物質関連障害および嗜好性障害群
　1）アルコール使用障害（irritability：易怒性）
　2）大麻使用障害（irritability：易怒性，anger：怒り，aggression：攻撃性）
　3）オピオイド離脱（irritability：いらだたしさ）
　4）精神刺激薬使用障害（irritability：易怒性）
8．神経認知障害群
　1）せん妄（irritability：いらいら，anger：怒り）
　2）アルツハイマー病による認知症またはアルツハイマー病による軽度認知障害（irritability：易怒性）
　3）物質・医薬品誘発性認知症または物質・医薬品誘発性軽度認知障害（irritability：易怒性）
　4）アルツハイマー病による認知症またはアルツハイマー病による軽度認知障害（irritability：易怒性）
　5）ハンチントン病による認知症またはハンチントン病による軽度認知障害（irritability：易怒性）

注：カッコ内は，英語版，日本語版の各『DSM-5 精神疾患の診断・統計マニュアル』のそれぞれの疾患の項に，「怒り」に関連して記述のある用語（英語版：日本語版）
（髙井健太朗ほか：【医療現場での怒り―どのように評価しどのように対応するべきか】精神疾患と怒り―怒りがみられやすい精神疾患とは．精神医学 **61**：1243-1252, 2019 より許諾を得て転載）

 さらにレベルアップしたい人のために

〜「怒り」の理解を深めるための＋α〜

　怒りについては哲学・心理学や宗教（特に仏教）など，医学以外の知識も非常に重要です．たとえば仏教では怒りのことを煩悩の1つと捉え，全部で108ある煩悩のなかでも特に対応が難しい，三毒すなわち欲（貪欲），怒り（瞋恚），愚痴（愚癡）の1つと位置づけています．「怒り」への対処として，これらの医学以外の知識や智慧を使うことも時に必要です．

　また最近，ハラスメント防止法に関連して「アンガーマネジメント」に関連する書籍や研修も増えてきました．これらアンガーマネジメントについて学ぶことは，自分自身だけでなく怒っている人への対応にも役立つと思います．

文献

1) 鋪野紀好ほか：Difficult Patient：患者要因，医師要因，状況要因から考える．Hospitalist **4**：792-796, 2016
   ▷ 怒りだけでなく，難しい患者への対応について，状況・医師・患者の3要因のさまざまな視点から取り上げられています．

2) 安井玲子ほか：身体疾患患者やその家族の怒りに対応する．精神医学 **61**：1305-1314, 2019
   ▷ よくある医療現場の怒りの評価・対応についてわかりやすく述べられています．

3) 岩満優美：怒りとは何か？―怒りとは人間にとっての普遍的な感情である．精神医学 **61**：1235-1242, 2019
   ▷ そもそも怒りとは何か？　という基本的な問いに答えてくれる文献です．

4) 山本賢司：緩和ケア領域における怒りの問題とその対処．北里医学 **38**：121-125, 2008
   ▷ 特に緩和ケア領域に特化した怒りの対処について，全人的苦痛の視点から述べられています．

5) Breitbart W et al：Depression, hopelessness, and desire for hastened death in terminally ill patients with cancer. JAMA **284**：2907-2911, 2000
   ▷ 末期がん患者のうつ病や絶望，希死念慮についての研究です．

6) エリザベス・キューブラー・ロス(著)，鈴木　晶(翻訳)：死ぬ瞬間―死とその過程について，中央公論新社，東京，2001
   ▷ 死の受容の5段階を記した超有名な書籍です．

7) 髙井健太朗ほか：【医療現場での怒り―どのように評価しどのように対応するべきか】精神疾患と怒り―怒りがみられやすい精神疾患とは．精神医学 **61**：1243-1252, 2019
   ▷ 怒りの背景に隠れた精神疾患について細かく丁寧に解説されています．

3. 不安
～眠れない・じっとしていられない～

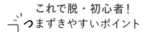
これで脱・初心者！
つまずきやすいポイント

① 患者の不安が，正常心理か病的か考えましょう．難治性の病を抱えて「不安」がない人はいません．しかし，正常心理の裏に隠れた病的な不安がないか確認しましょう．

② 眠れない・じっとしていられない背景に器質的疾患がないか考えましょう．背景として，身体的苦痛がとれていない，むずむず脚症候群，アカシジアなどの器質的疾患が存在するかもしれません．

③ その「傾聴」，ホントに役に立っていますか？ 話をよく聴く「傾聴」はもちろんコミュニケーションにおいて欠かせません．一方で，不安を抱えた方に対する「聴きすぎ」には注意が必要です．

 ## 1 不安が正常心理か病的か考える

難治性の病や命に関わる病を抱えて「不安」がない人はいません．特に，病名告知や予後告知の場面など，疾患の経過中にはさまざまな「不安」を生じるイベントが起こります（図1）．**その多くは正常心理である一方，病的な不安も一部存在します．**また不安はそれ単独で生じることもありますが，不安＋抑うつ，不安＋焦燥などといったように，ほかの精神心理症状と一緒に生じることもしばしばです．特に不安＋抑うつに関しては，2週間以上継続する場合には，適応障害・うつ病との鑑別がとても大切です．緩和ケアではさまざ

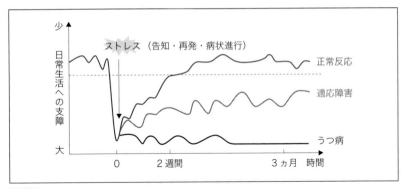

図1　心理的ストレス後のさまざまな反応

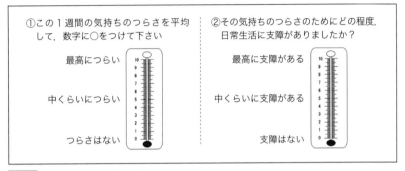

図2　つらさと支障の寒暖計

（国立がん研究センター先端医療開発センター精神腫瘍学開発分野ホームページより引用）
〔https://pod.ncc.go.jp/jp/epoc/division/psycho_oncology/kashiwa/020/030/DIT_manual.pdf〕（2023年6月1日閲覧）

まなスクリーニング方法が提唱されています．たとえば，「つらさと支障の寒暖計」（図2）やワンクエスチョン・インタビュー（図3）を必要に応じて用いてみましょう．

Dr 森田より
　つらさと支障の寒暖計は，日本ではうつ病のスクリーニングとして知られていますが，もともとは NCCN（National Cancer Center Network）の，患者の緩和ケアのニーズを拾い上げるスクリーニング用紙のなかにあったものです．「つらさ」だけだとうつ病の特異度が低かったために，「支障」が追加になったという経緯があります．

"この1週間のあなたの気持ちの状態を表すと, 何点ぐらいでしょうか? 普段気持ちが落ち着いているときを100点とするとどのくらいでしょうか? 60点を合格点と考えてみてください"

図3 ワンクエスチョン・インタビュー

口頭で上記の質問を行う. 幅をもって答えるときは10点以内(50〜60点)で答えてもらい, 平均の値をとる.
適応障害・大うつ病をスクリーニングするためのカットオフ値:65/60(感度0.80 特異度0.61)
(Akizuki N et al:Development of a brief screening interview for adjustment disorders and major depression in patients with cancer. Cancer **97**:2605-2613, 2003 より引用)

また, 非常に不安の訴えが多い場合, 実は全般性不安障害やパニック症など診断されていない精神疾患が背景にある場合もあります. これらが疑われる場合には, 精神科医へのコンサルテーションも考慮しましょう.

 私のプラクティス

〜不安・抑うつの評価のポイント〜

　患者の不安・抑うつを評価するためにスクリーニングツールを用いることも有用ですが, 筆者は表情や声の張り・抑揚などといった患者の醸し出す全体的な雰囲気も非常に重視しています. また, 初診の患者の場合には, 家族や知り合いからの情報もとても大切です. また, いきなり「気持ち」や「こころ」の話をされることに戸惑いを覚える方も少なくありません. そのようなときには, まずは睡眠・食事(いずれも大うつ病の診断基準に含まれます)の2項目から確認しつつ, 不眠・過眠, 食欲低下・過食などがあるようであれば, さらに詳しい問診をしていくという方法をとることもあります.

 ## ② 眠れない・じっとしていられない背景に器質的疾患がないか考える

　眠れない, じっとしておらずソワソワしているなど, 一見して精神症状(精神的苦痛)と思われる場合でも, **器質的疾患の可能性を考える**ことはとても大切です. 常に全人的苦痛の考え方に立ち戻って, **まずは身体的苦痛**がとれ

表1　がん患者に抑うつや不安症状を呈する医学的原因として可能性のある病態

中枢性疾患による原因	・脳転移，がん性髄膜炎 ・Parkinson病，認知症
内分泌疾患による原因	・高カルシウム血症などによる低活動性せん妄 ・甲状腺機能障害による頻脈(機能亢進症)や抑うつ様表情(機能低下症) ・低血糖による頻脈やせん妄 ・カルチノイド症候群による動悸や喘息様呼吸困難 ・褐色細胞腫，下垂体腺腫によるパニックおよび不安症状
薬物に関連した原因	・制吐薬として使用される神経遮断薬によるアカシジア，薬剤性パーキンソニズム ・ステロイド，インターフェロン(IFN)による抑うつ ・気管支拡張薬による頻脈，振戦 ・アルコール，オピオイド，ベンゾジアゼピン系薬の急激な中止による離脱症状

(Massie MJ：Anxiety, panic, and phobias. Holland JC et al(eds), Handbook of Psychooncology：Psychological Care of the Patient with Cancer, Oxford University Press, New York, p300-309, 1989 を参考に作成)

ていない可能性を考慮に入れましょう(表1)．また，むずむず脚症候群，アカシジアなど器質的疾患がないかも同様に考えましょう．

　緩和ケアではさまざまな薬剤が用いられます．もちろん効果・効能を期待して用いられるわけですが，一方で**薬剤による副作用にも注意が必要**です．アセスメント，アセスメント，アセスメント．必ず評価を行いましょう．

> Dr 森田より
> 緩和治療で逆に苦痛を増やしていないかという視点では，制吐薬や抗精神病薬によるアカシジア(ノバミン®，セレネース®)と，ステロイドによる躁状態・不眠が重要です．少し頻度が下がりますが，プレガバリン(リリカ®)やベンゾジアゼピン系薬の離脱症状にも注意です．

 ③　その「傾聴」，ホントに役に立っている？

　患者の話を聴くことはとても大事です．実際，「傾聴した」というカルテの記載はよく見かけます．しかし，実際に「傾聴」した結果がどうかを評価していることはあまり多くはありません．時に「傾聴する＝長く話を聞く」と思っている人もいますが，そうではありません．不安が強い患者の場合，長く話を聞くことで逆により一層不安が強まってしまったり，依存性が高くなってしまったりすることも経験があるのではないでしょうか？

傾聴・受容・共感・支持・保証などといった用語は，比較的使用しやすく，また端的にカルテに記載できるので頻用されますが，実際には**その中身と結果が大切**です．したがって，可能であれば患者とのほんの数往復のやりとりでも，以下のように**逐語録形式で記載しておく**ことが望まれます．

[例] 化学療法の副作用が強く，入院しているがん患者の週明けのベッド回診

患者　この週末，ほとんど眠れなかったです…．

医師　そうなんですね…．どれくらい眠れましたか？

患者　ん〜〜〜．ホントに1時間も眠れてないですね．

医師　1時間もですか．それはしんどいですね．

患者　でも日中も眠れないし，眠くならないんです．

医師　そうですか…．何か睡眠薬でも出しておきましょうか？

患者　でも翌日に残ったりするでしょう？

医師　ん〜お薬の種類にもよりますけど，それほど残らないものもありますね．一度も使ってないんだったら，一度看護師さんに言って使ってみてはどうですかね？　指示出してあるんで．

患者　はい…．

　この場合，医師は「不眠の訴えがあり傾聴した」とカルテに記載するかもしれませんが，実際には大きなコミュニケーションエラーが起きています．具体的には，この例では患者は「眠れなくてこの先大丈夫かな…」と心配していたのかもしれませんし，薬を飲むことに対する不安感などもあったのでしょう．しかし単に「傾聴した」とカルテに記載するだけだと，その中身が全く見えなくなってしまうばかりか，患者の医療不信にもつながりかねません．

初心者の処世術

～看護師のカルテは要チェック！～

　医療現場では職種により視点が違うため，同じ患者を診ていても，全く異なるカルテ記載になることがしばしばあります．患者の内面の心情の吐露に関しては，一番患者に近い看護師の記録が役に立つことが多いです．特に，患者の「S：主観的情報」を多く残してくれている看護師のカルテは熟読しましょう．自身の診療に活かせることも多くあります．

［難治性の疾患を抱えた患者の精神症状の頻度と影響］

　難治性の疾患を抱えた患者の精神症状の頻度については，さまざまな報告があります．たとえばがん患者では，約半数が何らかの精神医学的診断基準を満たすとの報告もあります．一方で，医療者はこのような異常を見逃している可能性が高く，重度のうつ病もがん専門医の約半数が見逃していたという報告もあります．また心不全患者の約33%に抑うつ，約19%にうつ病が合併することが報告されており，うつ病を合併すると生命予後が短くなる，QOLが低下するという報告もされています．

［精神症状のスクリーニング方法］

　難治性の疾患を抱えた患者では，何らかのスクリーニング方法でこれらの精神症状を評価する必要があります．

　うつ病に関しては，スクリーニングとしてのPHQ-2日本語版の妥当性が示されています．また米国心臓協会（AHA）はPHQ-2とPHQ-9を組み合わせたスクリーニングプロトコール（図4, 5）[4]を推奨しています．

　この方法は循環器疾患だけでなく，その他の非がん疾患においても用いることができるかもしれません．

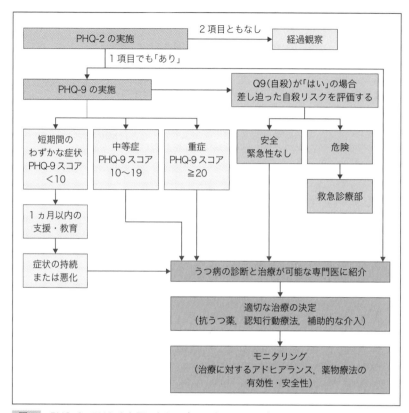

図4 PHQ-2，PHQ-9を用いたうつ病のスクリーニング

(Lichman JH et al：Circulation **118**：1768-1775, 2008 より作図)

(日本循環器学会/日本心不全学会：2021年改訂版 循環器疾患における緩和ケアについての提言，p40，2021 より許諾を得て転載)

[https://www.j-circ.or.jp/cms/wp-content/uploads/2021/03/JCS2021_Anzai.pdf]（2023年5月閲覧）

［精神症状のある患者への対応］

　明らかなうつ病・不安症が疑われる場合には精神科医にコンサルトし，必要に応じて薬物療法を含む治療を検討することが必要ですが，正常心理としての不安や多少の不安を呈する適応障害に関しては，読者も関わる機会があると思います．これらに対応するための最も基本的な方法は**支持的精神療法**です．

PHQ-2
この2週間，次のような問題にどのくらい頻繁に悩まされていますか？
　1. 物事に対してほとんど興味がない，または楽しめない
　2. 気分が落ち込む，憂うつになる，または絶望的な気持ちになる

● 上記2項目のうち1項目以上に「はい」の回答が得られた場合，PHQ-9に進む．

PHQ-9
この2週間，次のような問題にどのくらい頻繁に悩まされていますか？
　1. 物事に対してほとんど興味がない，または楽しめない
　2. 気分が落ち込む，憂うつになる，または絶望的な気持ちになる
　3. 寝付きが悪い，途中で目がさめる．または逆に眠り過ぎる
　4. 疲れた感じがする，または気力がない
　5. あまり食欲がない，または食べ過ぎる
　6. 自分はダメな人間だ，人生の敗北者だと気に病む，または自分自身あるいは家族
　　に申し訳がないと感じる
　7. 新聞を読む，またはテレビを見ることなどに集中することがむずかしい
　8. 他人が気づくぐらいに動きや話し方が遅くなる，あるいはこれと反対に，そわそ
　　わしたり，落ちつかず，ふだんよりも動き回ることがある
　9. 死んだ方がましだ，あるいは自分を何らかの方法で傷つけようと思ったことがある
※上の1〜9の問題によって，仕事をしたり，家事をしたり，他の人と仲良くやってい
　くことがどのくらい困難になっていますか？

● 名項目について「まったくない(0)」，「数日(1)」，「半分以上(2)」，「ほとんど毎日(3)」
　のいずれかにスコアする．合計が10点以上であれば大うつ病の可能性あり．
● 最後に※で「まったく困難でない」，「やや困難」，「困難」，「極端に困難」のいずれかにス
　コアし，おおよその生活機能全般の困難度を評価する．

図5　PHQ-2，PHQ-9の質問内容

(Lichman JH et al：Circulation **118**：1768-1775, 2008 より作図)
(日本循環器学会/日本心不全学会：2021年改訂版 循環器疾患における緩和ケアについての提言，p41，
2021 より許諾を得て転載)
[https://www.j-circ.or.jp/cms/wp-content/uploads/2021/03/JCS2021_Anzai.pdf]（2023年5月閲覧）

　　支持的精神療法とは「患者の訴えに耳を傾け（傾聴），つらい気持ちを受け
入れ（受容），その気持ちを共有する（共感）．さらに患者の今ある姿勢を支持
した上で（支持），今後医療者として責任をもって関わり続けていくことを約
束する（保証）」といった，"傾聴・受容・共感・支持・保証"を中心とする精
神療法です．
　　前述のとおり，通り一遍の対応ではなく，その中身が大事なのは言うまで
もありませんが，**コミュニケーションの方法によって患者と医療者の信頼関**

係は大きく変わるため，基本的な対応としての支持的精神療法は学んでおき
ましょう.

さらにレベルアップしたい人のために

~緩和ケアチームや研修を活用しよう~

　精神症状や精神疾患をどこまで緩和ケアの専門家が診るべきかは，地域や施
設の状況によって大きく異なります．緩和ケアチームには精神症状担当医師や
臨床心理士・公認心理師がいることが多いので，院内に緩和ケアチームがある
場合にはチームに相談してみるとよいでしょう．また最近は日本サイコオンコ
ロジー学会が多職種向けの研修を行っており，そういった機会に学ぶのもよい
方法です．

文献

1) Derogatis LR et al：The prevalence of psychiatric disorders among cancer patients. JAMA **249**：751-757, 1983

2) Passik SD et al：Oncologists' recognition of depression in their patients with cancer. J Clin Oncol **16**：1594-1600, 1998

3) McDonald MV et al：Nurses' recognition of depression in their patients with cancer. Oncol Nurs Forum **26**：593-599, 1999
   ▷ 1)～3)ともがん患者の精神症状の頻度と，医療者の認識に関する論文です．

4) 日本循環器学会/日本心不全学会：2021年改訂版 循環器疾患における緩和ケアについての提言, 2021
   ［https://www.j-circ.or.jp/cms/wp-content/uploads/2021/03/JCS2021_Anzai.pdf］(2023年5月閲覧)
   ▷ 循環器疾患の緩和ケアはこの資料でかなり網羅されています．

5) 堀越　勝ほか：精神療法の基本 支持から認知行動療法まで, 医学書院, 東京, 2012

6) 大野　裕：動画で学ぶ 支持的精神療法入門［DVD付］, 医学書院, 東京, 2015
   ▷ 5, 6)：支持的精神療法について学ぶならこの2冊がオススメです．

4. 説明しても「理解が悪い」と 感じるとき

これで脱・初心者！
つまずきやすいポイント

① まず自分の言葉がきちんと伝わっているか顧みましょう．特に医学の専門用語は患者には伝わりません．

② 伝えるための工夫を最大限してみましょう．口頭だけの説明で伝わらないことは多々あります．メモを渡す，録音してもらうなどの工夫が必要です．

③ それでも伝わらないな…と感じるときは，認知症やせん妄，発達障害，知的障害の可能性がないか考慮しましょう．どれだけ工夫しても伝わらないときは，適切なタイミングで専門家に相談することも必要です．

① まず自分の言葉がきちんと伝わっているか顧みる

　患者や家族との自らのコミュニケーションに関して考えたことはありますか？　またはフィードバックを受けたことはありますか？

　もちろん，重大な「悪い知らせ」を伝えたときなどは，心理的な衝撃で頭が真っ白になって言葉が入ってこなかった，などといったことはあるかもしれません．しかし，実はそうでなくても，**医療者の言葉は患者には十分に伝わっていません**．個人的な感覚としては，話す相手や内容にもよりますが3割伝わっていたら良いほうではないかと思います．これは考えてみれば当然で，我々が全く違う業界の言葉を聞いても意味がわからないのと同様に，非

医療者からすると，我々が常識的に使っている医療用語の意味は実は全然わからないのです．また聞いたことはあっても，意味を誤解しているものも多くあります．まずは自分の発している言葉がきちんと患者に伝わっているか顧みてみましょう．

> Dr 森田より
> 　医者の言う「理解が悪い」のハードルの低さにはびっくりしますが，自分の苦手領域のことをイメージするとよいと思います．お金関係が苦手な人は，ローンや年金のことを説明されてすぐわかるものか，メカが苦手な人は，車検のときに部品の話を聞いてすぐわかるものか…それと同じです．

 ## ② 伝えるための工夫を最大限してみる

　皆さんは日々の診療のなかで，患者に伝えるための工夫をどれくらいしていますか？　①で述べたように，特に口頭だけで伝える医療用語には限界があります．加えて，医療の専門用語になると，患者にとって初めて聞く用語も少なくないでしょう．

　したがって，**伝わっていないという前提でさまざまな工夫をする**必要があります．たとえば話が長くなる場合には，都度話を止めて，「ここまでのところ，いいですか？」などと逐一理解を確かめるのもよいでしょう．さらに，こちらが一通り話し終わったあとで，理解したことを自ら話してもらう方法も有用です．よくあるコミュニケーションのミスで，「わかりましたか？」と医療者に聞かれて，実はよくわかっていないにもかかわらず「あ，はい」と患者が答えてしまうということはしばしば見かけます．これを防ぐには，「私の話はだいたい終わりましたが，○○さんがどのように理解されたか，お話していただけませんか？」と尋ねてみます（ティーチバック）．少々時間はかかりますが，全く伝わらないよりは，急がば回れでしっかり伝わるほうが，後々のコミュニケーションエラーが少なくて済みます．また「ご質問はありますか？」と尋ねる方法もありますが，患者がとっさに質問が出てこないことはよくあります．もし可能であれば，ほかの医療者に話の理解度を確認してもらうといった方法もよいでしょう．

▿▿ 私のプラクティス ▿▿

～百聞は一見に如かず！　視覚も活用した説明を～

　最も手っ取り早いのは，メモを書いて渡すという方法です．これは実践されている方も多いでしょう．この方法のメリットは「音」情報でなく「文字」情報として伝わること，特に漢字が有効なことです．たとえば「きんけつしょう」と音で聞いても，ほとんどの非医療者は「？」となりますが，メモに漢字で「菌血症」と書くと，ばい菌が血の中にいるんだなとイメージすることができるでしょう．また，百聞は一見に如かずとも言うように，見たら（もしくは図で示してもらったら）一瞬で理解できるものもあります．メモに「左肺の上葉に径3cm大の腫瘍があって…」と言ったり書いたりするよりも，図1のように書けば一目瞭然です．紙とペンがあれば，この方法はどこででも実践できると思います．

　また最近は，ほとんどの方がスマホを持っているので，スマホで録音してもらう（もしくは動画を撮ってもらう）というのもよい方法です．これは自宅に帰ってから，患者自身が家族に説明するときにも非常に役に立ちます（患者は病院でメモをもらっても，言われたことを十分に理解できていなかったり，忘れてしまっていたりしますので）．

　インターネットで調べる患者も増えています．事前に復習用に使えるWebサイトやYouTube動画を調べておいて，それを診察室で伝えるといった工夫もこれからの時代には有用だと思います（ただし，その場合にはインターネット上の医療情報は玉石混淆であることも，併せて伝えましょう）．

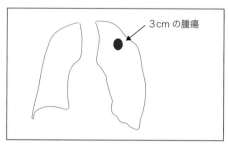

3cmの腫瘍

図1　腫瘍の場所を図で示した例

---

③ それでも伝わらないな…と感じるとき，認知症やせん妄，発達障害，知的障害の可能性を考慮する

p81のような工夫をどれだけやっても伝わらないときもありますよね．そういうときには実は，認知症やせん妄，発達障害，知的障害が隠れているかもしれません．ただし，**安易なレッテル貼りは禁物**です．認知症やせん妄は比較的診慣れているかもしれませんが，発達障害や知的障害は診療経験が少ない医療者も少なくありません．「あの人は知的に低いから…」「インテリジェンスが…」などと決めつけることで，ほかの医療者もそのような対応をしてしまうことになりかねません．このようなレッテル貼りはスティグマの原因ともなりえます．また，患者・家族が医療者からそのように思われていることを知ることは，一歩間違えると医療不信にもつながりかねません．正しい診断のためにも，**疑わしいなと思ったら，精神科医など専門家に必ず相談する**ようにしましょう．

> **Dr 森田より**
> 境界的な発達障害や知的障害はよくみられるもので，飲み屋で一緒に飲んでるといい飲み仲間，というような人に「詳細な説明」をしようとすると難渋することがあります．一般的には，要点を短い文章に書く，図に書く，が有効な場合が多いです（もし一緒に働いている心理職か精神科医がいれば，患者を診察しなくても有用そうな方法をいくつか提案してくれるでしょう）．

［患者に説明を正しく理解してもらうためのポイント］

説明しても「理解が悪い」となる要因には，伝える医療者側の要因と，受け手の患者・家族側の要因の双方が関連します．

前述のとおり，そもそも医療用語には普段使われない言葉が多い上に，基本的な医学知識に関する隔たりも大きく（情報の非対称性），このことがコミュニケーションを困難にしています．2009年に国立国語研究所「病院の言

表1　意味の混同や混乱が多い医療用語

言葉	誤解	誤解率
貧血	急に立ち上がったときに立ちくらみを起こしたり，長時間立っていたときにめまいがすること	67.6%
ショック	急な刺激を受けること	46.5%
川崎病	川崎市周辺で発生した公害病である	35.0%
合併症	偶然に起こる症状のこと	31.1%
ショック	びっくりすること	28.8%
コンプライアンス	医師が法令を守って治療すること	27.4%
対症療法	「タイショウリョウホウ」と聞いて，「対処療法」だと思った	26.8%
化学療法	「カガクリョウホウ」と聞いて，「科学療法＝科学的な治療法」だと思った	18.9%

（国立国語研究所「病院の言葉」委員会：「病院の言葉」を分かりやすくする提案 平成21年3月より引用）
［https://www2.ninjal.ac.jp/byoin/pdf/byoin_teian200903.pdf］（2023年6月1日閲覧）

葉」委員会が行った調査では，認知率が低い用語として，DIC（4.3%），イレウス（12.5%），エビデンス（23.6%），生検（43.1%），重篤（50.3%）などがありました．また，認知率が高いのに理解率が低い用語として，頓服（認知率：82.6%，理解率：46.9%），腫瘍（99.1%，76.0%）などがあります．加えて，言葉の意味の混同や混乱が多いものとして，貧血やショック，合併症などがあげられており（**表1**），これらの用語を使う際には，**患者が正しく理解しているのか都度確認する必要があります**[1]．

　この調査では「病院の言葉」をわかりやすくするための工夫が類型化して示されており（**図2**），各々の医学用語についての具体的な言い換えの方法や説明のポイントなども示されており，一読に値します．

> **Dr森田より**
> 　緩和ケア領域だと，症状の「方言」というジャンルがあります．興味のある方は以下の論文をどうぞ．筆者が浜松で仕事をし始めてびびったのは，「おおぼったい」は大体において緊急性はないが，「こんきい」はやばいことが多いということでした．（三輪　聖ほか：Palliat Care Res **16**：281-287, 2021）

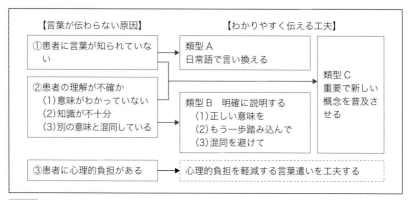

図2 「病院の言葉」をわかりやすくする工夫の類型

(国立国語研究所「病院の言葉」委員会：「病院の言葉」を分かりやすくする提案 平成21年3月より引用)
〔https://www2.ninjal.ac.jp/byoin/pdf/byoin_teian200903.pdf〕(2023年6月1日閲覧)

　また，疾患や治療ごとの説明のため資料などを事前に準備しておいて，それを説明のために用いている医療機関もあるでしょう．このような資料のわかりやすさや読みやすさを評価するツールとして，米国で開発されたSuitability Assessment of Materials instrument(SAM)の日本語版なども有用です(表2)[2]．

ヘルスリテラシーが十分でない患者への説明時のポイント

　うまく伝わらない要因として，発達障害や知的障害でなくても，患者側の**ヘルスリテラシーの問題があることもあります**．ヘルスリテラシーとは健康や医療に関する情報を探し，理解し，活用する能力のことです[3]．日本人のヘルスリテラシーは必ずしも高くないことが指摘されており，ヘルスリテラシーの低さは，本人の理解度や知識度が低いだけでなく，健康状態の悪さ，医療費の増加や医療者への意思決定の依存度の高さ，治療へのアドヒアランスの低さなどとの関連も示唆されています．

　ヘルスリテラシーが十分ではない患者や家族に説明を行う際に気をつけるべきポイントとして，表3の12点が指摘されています[4]．

　ヘルスリテラシーは一朝一夕に養われるものではなく，また医療者だけで

表2　日本語版 Suitability Assessment of Materials instrument（SAM）

1　内容

(a)目的：タイトルまたはイントロダクションに文書の目的が書かれているか
(b)内容：問題解決のためにとるべき行動・活動が書かれているか
(c)範囲：不要な情報がないか/情報量が多すぎないか
(d)情報不足：知りたい情報が書かれているか
(e)まとめ・要約：文書の最後にまとめや要約があるか

2　わかりやすさ

(a)文章のリーダビリティ：文章が読みやすいか
(b)文体：語り口調・能動態で書かれているか
(c)語彙：語彙が難しすぎないか
(d)文構成：新しい情報の前に内容が提示されているか
(e)先行オーガナイザー：見出しやこれから書かれる内容の大枠についての簡単な説明があるか

3　見やすさ

A　図表やイラスト（イラスト・リスト・表・図・グラフなど）

(a)表紙の図表やイラスト：親しみやすい，関心を引く，目的が明確に表されているか
(b)図表やイラストの種類：簡潔で読み手になじみがあるか
(c)図表やイラストと内容の関連性：重要なポイントだけを視覚的に表現しているか
(d)図表やイラストの指示・説明：図表やイラストの意味や見方についての指示や説明があるか
(e)図表やイラストのタイトル：図表やイラストの内容を示すタイトルがあるか

B　レイアウトと活字

(a)レイアウト：適切か
(b)活字の種類：大きさや種類が適切か
(c)情報のまとまり・小見出し：情報が小さく分けられそれに見出しがついているか

4　読み手の認知感情面への配慮

(a)文章や図表のイラストのインターアクション：情報が一方的に伝えられるのではなく，読み手が問題を解いたり質問に答えたりすることが求められているか
(b)望ましい行動パターン・モデル：モデルとして示されているか
(c)動機づけ：読んで理解できる気がするか，望ましい行動や活動が自分にできる気がするか
(d)読み手の不安感への配慮：読み手の不安感を過度に増していないか
(e)読み手への姿勢・態度：読み手を一人の人間として尊重する姿勢や態度が感じられる表現か

（野呂幾久子：患者向け文書の適切性に関する研究：インフォームド・コンセントのための説明文書のわかりやすさと安心感を中心に．東北大学博士学位論文，2009より許諾を得て転載）

なく教育者・メディア関係者・行政の関係者などさまざまな関係者が存在するため，この向上は非常に難しい問題です．我々が臨床現場でできることは，少しでもコミュニケーションスキルを高めて，目の前の患者や家族に正しく伝える努力をすることでしょう．

表3	ヘルスリテラシーが十分でない患者・家族への説明時のポイント

①アイコンタクトをとる	⑧やって見せる
②傾聴する	⑨患者からの質問を促す
③日常用語を用いる	⑩患者の理解を確認するためにティーチ
④ゆっくり話す	バック*を用いる
⑤内容を絞り，繰り返す	⑪重要な指示は紙に書いて渡す
⑥はっきり具体的に伝える	⑫役に立ちそうな患者向けの教材を渡す
⑦視覚的に示す	

* 医療者が説明した内容を，患者に自分の言葉で説明してもらうこと．
(Brega AG et al：AHRQ Health Literacy Universal Precautions Toolkit, 2nd eds,
Agency for Healthcare Research and Quality, 2015 より引用)
[https://www.ahrq.gov/sites/default/files/publications/files/healthlittoolkit2_4.
pdf]（2023年6月1日閲覧）

 さらにレベルアップしたい人のために

～コミュニケーションのフィードバックのススメ～

コミュニケーションの振り返りはとても大切です．自分では伝えていたつもりが全然違うことを言っていた，実は医学用語を乱発していた，なんてことは少なくありません．診察場面や面談場面をフィードバックしてくれそうな人がいれば，是非自ら進んで頼んでみましょう．それが難しければ，前述のとおり患者に許可をとって，一度診察場面をビデオ撮影して自ら見返してみることをオススメします．必ず，驚きとともに新たな発見があるはずです．

筆者自身，学生時代にOSCE(Objective Structured Clinical Examination：客観的臨床能力試験)の医療面接を受けたきりで，医師になってからは患者や家族とのコミュニケーションに関してのフィードバックは受けたことがありませんでした．医師になり7年目に心療内科の研修を始め，そこで初めて「ビデオカンファ」なるものをやりました．このビデオカンファは患者との面談をビデオに撮らせてもらい，それを指導医や同僚の前で映し，皆でコミュニケーションについて検討するというものです(通称「公開処刑カンファ」)．初めてこのカンファレンスをしたときの，自分の言葉の伝わらなさやノンバーバルコミュニケーションに愕然とした経験は，今でも忘れられません．また，医師だけでなく，患者や家族と接するメディカルスタッフもコミュニケーションの訓練をあまり受けていません(唯一の例外は臨床心理士・公認心理師で，彼らは教育課程でコミュニケーションのスーパーバイズを受けています)．したがって，ほかの職種のコミュニケーションがいまいちだな…と思っていても，それは実は自分も同じで，お互い様です(笑)．できればそれぞれの所属施設で，ロールプレイなどのコミュニケーションの勉強会などができるとよいかもしれませんね．

文献

1) 国立国語研究所「病院の言葉」委員会：「病院の言葉」を分かりやすくする提案 平成21年3月
［https://www2.ninjal.ac.jp/byoin/pdf/byoin_teian200903.pdf］（2023年6月1日閲覧）
▷ 必読文献です．少し古い調査ですが，いかに我々の日常使用している医学用語が伝わっていないかを知っておくのには非常に有用な資料です．

2) Doak CC et al：Teaching Patients with Low Literacy Skills, 2nd eds, Lippincott Williams & Wilkins, Philadelphia, 1996
［http://aspiruslibrary.org/literacy/SAM.pdf］（2023年6月1日閲覧）
▷ Suitability Assessment of Materials instrument（SAM）の英語版はこちらからも入手できます．

3) Weiss BD：Health literacy：A Manual for Clinicians：Part of an educational program about health literacy. American Medical Association Foundation, 2007
［http://lib.ncfh.org/pdfs/6617.pdf］（2023年6月1日閲覧）
▷ ヘルスリテラシーに関する基本的な内容と，患者への対応法が豊富な図表とともにまとめられています．

4) Brega AG et al：AHRQ Health Literacy Universal Precautions Toolkit, 2nd eds, Agency for Healthcare Research and Quality, 2015
［https://www.ahrq.gov/sites/default/files/publications/files/healthlittoolkit2_4.pdf］（2023年6月1日閲覧）
▷ ヘルスリテラシーが十分ではない患者や家族に説明を行う際に気をつけるべきポイントについて述べられています．

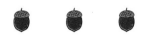

第 **3** 章

実際にどうする？
悩ましい疾患・障害での対応

1. 不安障害・うつ病
〜不安の強い患者で考えること〜

これで脱・初心者！
つまずきやすいポイント

1. 不安や気持ちの落ち込みの訴えがあっても，不安障害やうつ病の診断がつくとは限りません．不安や気持ちの落ち込みの原因・背景をしっかりアセスメントしましょう．
2. 抗不安薬，抗うつ薬の効果・副作用を十分に理解した上で，上級医と相談しながら治療しましょう．
3. 不安や落ち込みの強い患者には，希死念慮をしっかり確認しましょう．
4. 精神科医に紹介する際は，患者により丁寧な説明を心がけましょう．

① 不安や気持ちの落ち込みの訴えがあっても，不安障害やうつ病の診断がつくとは限らない

　患者から不安や気持ちの落ち込みの訴えを聞く機会はしばしばあると思います．そうした場合，すぐに精神的な問題だと決めつけて，「精神科に受診してみましょう」といった声がけをすることは禁物です．まずは，**患者が不安や気持ちの落ち込みを生じるに至った原因や背景を丁寧にアセスメントする**ことが大切です．身体的な苦痛が原因のこともありますし，悪い知らせ（がん告知，再発の告知など）のあとの正常な心理反応としての不安や気持ちの落ち込みのこともあります．そうしたアセスメントをすることなしに，不安障害やうつ病などの精神的な問題であると決めつけてしまうと，患者に「話を聞いてくれない」「精神的な問題ではないのに…」というつらい思いを抱かせてしま

います．**原因が身体的苦痛や社会的な問題など解決可能な問題であれば，そ**の原因に対するアプローチを行います．

② 抗不安薬，抗うつ薬の効果・副作用を十分に理解する

　抗不安薬，抗うつ薬を処方する際には，その効果・副作用を十分に理解した上で，上級医と相談しながら適応を検討することが大切です．抗不安薬は比較的投与しやすい薬剤ですが，抗うつ薬はさまざまな副作用が生じる可能性があるため，より慎重さが求められます．上級医と相談して，これまでの経験から精神科医に相談しなくても対応可能と判断できればよいですが，無理は禁物です．院内に精神科医がいない場合は，自分たちで抱え込まずに院外の精神科医も含め，早めに専門機関の受診につなげるという意識をもつことが大切です．

　また，不安・抑うつが改善したあとの対応も重要です．精神科などの専門家の受診につながっていない場合，「この処方で，精神的に落ち着いているから」という理由で向精神薬が「do処方」のまま漫然と継続されてしまう場合があります．特に**抗不安薬は，ベンゾジアゼピン系薬で依存性や耐性が生じやすく，またせん妄のリスクもある**ことから，精神症状が改善したら速やかに漸減・終了することが大切です．常に「この薬は本当に必要なのだろうか？」という意識をもって，**必要最小限の処方**を心がけるようにしましょう．

 私のプラクティス

～薬を処方する前に患者の話を聞こう～

　不安障害やうつ病が疑われる患者を診察する際に，すぐに「薬は何を出そうか？」と抗不安薬や抗うつ薬について考えてしまうかもしれませんが，まずは患者の話を丁寧に聞くことが大切です．患者が不安や気持ちの落ち込みを生じるに至った背景を丁寧に聞いていくこと，そのプロセス自体が，患者の不安や落ち込みの緩和につながります．十分に話も聞かずに薬を出そうとすると，「あの先生は薬を出すだけで，話を聞いてくれない」と思われてしまい，信頼関係の構築ができないことがあります．適切な治療につながらなくなってしまうため，まずは患者の話を十分に聞いた上で薬物療法の適応について検討しましょう．

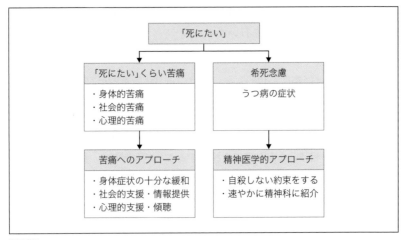

図1　「死にたい」という訴えの整理とアプローチ

3 不安や落ち込みの強い患者には，希死念慮をしっかり確認する

　ためらわれるかもしれませんが，**希死念慮について直接確認する**ことはとても大切です．とはいえ，患者から「死にたい」と訴えられると，どう対応したらよいのか戸惑うことも少なくないと思います．実際の「死にたい」という訴えへの対応として，**まずは患者のつらさを受け入れ，理解しようとする準備があることを伝えましょう**．

　「死にたい」という訴えは，①「死にたい」くらい苦痛である(つらさの代替表現)，②希死念慮の2つに大きく分けられます(図1)．①の場合は，つらさの背景を理解することが大切です．②の場合は，精神科医に紹介する必要があります．特に，**明らかに落ち着かない様子(焦燥感)や具体的な計画まで考えているような切迫した希死念慮の場合は，時間的猶予がありません**．患者の家族にすぐに連絡をとって，可及的速やかに精神科に紹介する必要があります．②についての詳細はp50「第2章-1．希死念慮〜死にたいと言っている〜」をご参照ください．

Dr 森田より
①は「"cry for help"の死にたい」といわれます．「死にたい」と患者が表現しても，心から死を望んでいるわけではないという前提が重要です．

 私のプラクティス

~こうやって希死念慮について確認しています~

希死念慮を尋ねる際には，「つらいとおっしゃる患者さんには皆さんに聞くようにしているのですが…」「一般的につらい気持ちが強くなると，死にたいという気持ちが生じることがあります…」などと一般化して尋ねると，患者も抵抗なく答えてくれることがあります．以下，具体的な声のかけ方をあげます．

(つらさを尋ねる)

「つらく感じていらっしゃることについて，少し詳しくお聞きしてもよろしいですか？」

「きっと何か気がかりなことや，心配なことがおありなのですね．今一番ご心配なことをお話いただけますか？」

(希死念慮について尋ねる)

「つらいとおっしゃる患者さんには皆さんに聞くようにしているのですが，死にたいと思われることはありますか？」

「一般的につらい気持ちが強くなると，死にたいという気持ちが生じることがあります．○○さんは，そういったことはありませんか？」

(死にたいと言われたら)

「死にたいと思うくらい，つらいことがおありなのですね」

「死んでしまいたいとおっしゃいましたが，きっと何かつらいことがおありなのですね．よろしければ，そのことに関して，もう少しお話を伺ってもよろしいでしょうか？」

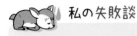 私の失敗談

～希死念慮の確認で患者の命を守る～

　担当していた外来患者が，過量服薬で自殺未遂を起こしたことがありました．幸い命に別状はありませんでしたが，全身状態が落ち着いたあとに改めて話を聞いてみたところ「以前から，ずっと死にたいと思っていた」と話されました．1ヵ月に1回外来で気持ちのつらさの訴えを傾聴していましたが，一見すると穏やかで落ち着いて過ごされていたため，具体的に希死念慮について尋ねたことはありませんでした．当時は，希死念慮を普段から具体的に尋ねることについて，筆者自身も大げさすぎるし，取り上げづらい話題と感じており，積極的に尋ねることには抵抗がありました．

　しかしこの経験から，気持ちのつらさを訴える患者に対しては自殺のスクリーニングの意味も込めて，しっかりと希死念慮の有無について尋ねることの意義を学ぶことができました．最初は希死念慮について尋ねることに抵抗があるかもしれませんが，患者の命を守るためにぜひ普段から臨床で実践してほしいと思っています．

> **Dr 森田より**
> 　うつ病の診療でよくみられるのが，「自殺を決意すると（逆に）穏やかになる」という現象です．出口が見つかった，もう苦しまなくていいという気持ちがあると，外から見て穏やかそうに見えます．

 　私のプラクティス　

～実際に「死にたい」と言われたときの対応～

　病棟看護師から患者が「死にたい」と訴えていると連絡があって，困ることがあると思います．院内に精神科医がいれば相談できるので安心ですが，そうでない場合は自分で対応せざるをえません．

　まずやるべきこととしては，患者が「死にたい」という気持ちに至った背景を丁寧に聞くことです．油断は禁物ですが，つらさの代替表現であることも多いです．つらさの代替表現であることがわかれば，そのつらさを緩和するべく原因へのアプローチを行います．患者からすると，自身がつらいと感じている気持ちや背景を理解し，それに適切なアプローチをすることを担当医から保証されることで「死にたい」という気持ちの緩和につながります．

　また，患者の「死にたい」というつらさの背景について，関わる医療スタッフ全体で共有することが大切です．そうすることで，病棟看護師やその他の医療者も「死にたい」という患者の発言を過度に恐れることなく，安心感をもって患者のケアに当たることができます．

　一方，つらさの代替表現としての「死にたい」でない場合，つまり希死念慮の訴えである場合は一刻も早く対応する必要があります．まずは上級医に相談の上，家族とも情報共有し，院外の専門機関に速やかにつなげることが大切です．

　筆者も，患者から「死にたい」と言われるといまだにドキッとしてしまいますが，患者がつらいと感じていることには間違いありません．患者のつらさの訴えから逃げずに向き合うことが大切であると同時に，一人で抱え込まずに上級医に相談する，関わる医療スタッフ全体で共有するなど，チーム医療をより意識することが大切です．

精神科医に紹介する際は，患者により丁寧な説明を心がける

　精神疾患の疑いがある場合，すぐに精神科医に紹介したくなるのは無理もありません．しかし，精神科の受診に抵抗を示す患者も少なくないため，「気持ちのつらさについては，ストレスを専門とする医師にも協力してもらっています．一度相談してみませんか？」「精神科と言うと，最初はびっくりされることが多いのですが，治療を受けて楽になる方もたくさんいらっしゃいます」などと丁寧に説明することが大切です．**日頃から精神科医と連携をとっており「顔の見える関係」であることを伝えると，患者の安心につながる**ことがあります．そのためにも，普段から医療者間の連携・コミュニケーションを心がけましょう．

　患者が受診したくないと言ったときには，**受診したくない意見を尊重した上で，その理由を把握する**ようにしましょう．「重い精神病の患者が治療の対象」「心の良し悪しを評価される」「受診したことが皆に知られる」「弱者のレッテルを貼られる」「薬を飲み始めるとやめられなくなる」などの誤解をしている場合があります．もしそのような誤解があれば丁寧に説明して，理解を促しましょう．

　誤解を解くべく丁寧に説明しても，なかなか精神科受診に納得してもらえないことも少なくないと思います．しかし，医療者側から見て明らかに精神科の介入が必要と考えられるケースについては，**アクセスできる精神科医に事情を伝え，必要な対応についてまずは医療者同士で相談する**ことが大切です．

> **Dr 森田より**
> 　精神科受診のハードルは，極端に低い人と，依然として高い人とに二極化している印象があります．ハードルが高い場合に筆者がとっている方法は，（たいていの人は不眠もあるので）「最近はいい睡眠薬も出てるんですけど，内科医だとレパートリーが少ない一方で，彼らはよく知っていて…」のように，今，患者が困っていて解決が期待されることを中心に据えるというものです．

 私の失敗談

～精神科への受診に誤解をもつ患者は多い！～

　筆者が研修医の頃，病棟で担当した患者がずっと落ち込んでいる様子があり，食欲もなく暗い表情で過ごされていました．そこで上級医と相談して，精神科にコンサルトを行う方針になりました．その旨を患者に伝えたところ，「精神科には行かない」「精神的な病気じゃない」と怒ってしまい，精神科に紹介することを拒絶されてしまいました．

　上級医が改めて患者の話を聞いたところ，「一度精神科を受診すると一生通院しないといけないのではないか」「一生薬をたくさん飲み続けなければならないのではないか」といった精神科に対する誤解が明らかになりました．誤解について丁寧に説明したところ，何とか受診してくれることになりました．

　医療者側からすると，「精神的な病気かも？」→「精神科受診を勧めよう」という自然な流れでコンサルトを行おうとしてしまいがちですが，患者にとっては他科への受診と比較して，精神科に対して誤解がある・受診のハードルが高いと感じている場合があるため，他科へのコンサルト時よりも丁寧に説明を行う必要があったと反省しています．

初心者の処世術

～うまくいかないときはすぐに相談を～

　不安障害やうつ病などが疑われる患者が，精神科を受診し，適切な精神治療につながるとよいですが，うまくいくケースばかりではありません．丁寧に説明しても精神科受診を拒否される患者もいます．そうしたケースでは，病棟スタッフ全体がモヤモヤした気持ちを抱えてしまい，担当医が「何とかならないのか？」「ちゃんと説明しているのか？」などとほかの医療者に責められてしまうことがあります．

　そうした場合，一人で抱え込まずにまずは上級医に相談して対応を検討するとよいでしょう．関わる医療者全体でカンファレンスを行い，対応が難しいケースであるという共通認識をもつことが大切です．

　また，院内に精神科医がいれば，「直接的な診察は拒否されているけれども，相談に乗ってほしい」と相談してみるとよいでしょう．たとえば，患者に不眠などの症状があれば「不眠の専門家」として診察してもらう，緩和ケアチームが介入している場合は「チームの一員」として回診に同行してもらう，カルテを確認してもらい緊急性があるかどうかを見極めてもらう，などの対応が選択肢として考えられます．

［不安の内容の把握と対応］

　患者が気持ちの落ち込みや不安を訴える場合，**まずは実際に何がつらく，不安と感じているのかを共感しながら把握する**ことが大切です．最初に「何か気がかりなことはありませんか？」など開かれた質問（open question）を用いて患者の不安の内容を丁寧に確認します．また，患者自身も「何が不安なのか」が認識できておらず，余計に不安が増していることがあります．やりとりするなかで，患者自身も，不安に感じていることが何なのかを整理することができます．

　そして，患者の話を丁寧に確認しながら，**不安の内容を①解決できる現実的な不安，②解決できない不安（漠然とした不安）に分けて整理する**ことで適切なアプローチが定まります（図2）．不安の内容が解決できる現実的な不安であれば，必要な情報提供を行うなどして問題解決に取り組みます．たとえば治療費などのお金に関する不安であればソーシャルワーカーを紹介しますし，同じような経験をしている患者同士で相談したいというニーズがあれば

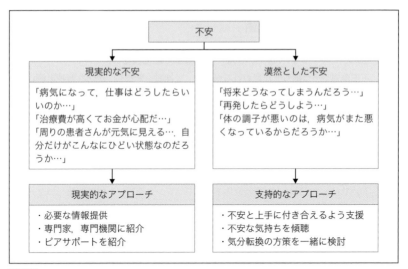

図2　不安の整理とアプローチ

患者会の情報提供を行います.

　一方，解決できない不安(再発への不安，将来に対する不安など)に対しては，支持的に傾聴して「その不安は解決を目標とすることはできない」という点を患者と共有すること，「**その不安とどう付き合っていくのか**」をテーマに不安と上手に付き合っていく方策(時間の過ごし方や気分転換の方法など)を一緒に検討していくことが大切です. また，筆者は解決できない不安な気持ちを吐露できる場として，定期的に話を聞く場を設けるようにしています. 経験上，解決できない不安(漠然とした不安)よりも，**意外と解決できる現実的な不安であることのほうが多い**と感じています.

[不安障害とうつ病の診断]

　(全般性)不安障害とうつ病の診断基準は，米国精神医学会の診断基準DSM-5を用いるのが一般的です(表1, 2). 不安障害，うつ病ともに診断のポイントとして，①症状が身体疾患や薬の影響(特にせん妄の鑑別が大切です)でないこと，②日常生活に支障をきたしていること，③①と②を満たした上で症状が診断基準を満たしていること，を確認するのが大切です.

私のプラクティス

～不安障害・うつ病の診断がついた患者とも
変わらずにコミュニケーションをとろう～

　不安障害やうつ病などの病名が患者につくと，知らず知らずに医療者間で
「精神科の患者」という風にレッテルを貼ってしまうことがあります．それが患
者の不安や悩み事を丁寧に聞かないことにもつながりますし，入院患者であれ
ば「精神的なことは精神科に任せておこう」と考えてしまい，訪室頻度が減るこ
とで患者とのコミュニケーションが減ってしまうことにもつながります．もち
ろん，専門的な内容については精神科の医師に相談することが大切ですが，
患者にとっては日々関わってくれる担当医や看護師が話を聞いてくれるという
ことが大きな安心感につながります．忙しい臨床のなかでも，患者と接する時
間は変わらず大切にしましょう．

表1	DSM-5 全般性不安障害の診断基準

A. （仕事や学業などの）多数の出来事または活動についての過剰と心配（予期憂慮）が，起こ
　る日のほうが起こらない日より多い状態が，少なくとも6ヵ月間にわたる．
B. その人は，その心配を抑制することが難しいと感じている．
C. その不安および心配は，以下の6つの症状のうち3つ（またはそれ以上）を伴っている（過
　去6ヵ月間，少なくとも数個の症状が，起こる日のほうが起こらない日より多い）．
　注：子どもの場合は1項目だけが必要
　（1）落ち着きのなさ，緊張感，または神経の高ぶり
　（2）疲労しやすいこと
　（3）集中困難，または心が空白になること
　（4）易怒性
　（5）筋肉の緊張
　（6）睡眠の障害（入眠または睡眠維持の困難，または，落ち着かず熟眠感のない睡眠）
D. その不安，心配，または身体症状が，臨床的に意味のある苦痛，または社会的，職業的，
　または他の重要な領域における機能の障害を引き起こしている．
E. その障害は，物質（例：乱用薬物，医薬品）または他の医学的疾患（例：甲状腺機能亢進
　症）の生理学的作用によるものではない．
F. その障害は他の精神疾患ではうまく説明されない〔例：パニック症におけるパニック発作
　が起こることの不安または心配，社交不安症（社交恐怖）における否定的評価，強迫症にお
　ける汚染または，他の強迫観念，分離不安症における愛着の対象からの分離，心的外傷後
　ストレス障害における外傷的出来事を思い出させるもの，神経性やせ症における体重が
　増加すること，身体症状症における身体的訴え，醜形恐怖症における想像上の外見上の
　欠点の知覚，病気不安症における深刻な病気をもつこと，または，統合失調症または妄
　想性障害における妄想的信念の内容，に関する不安または心配〕

〔日本精神神経学会（日本語版用語監修），髙橋三郎・大野　裕（監訳）：DSM-5 精神疾患の診断・統計
マニュアル，医学書院，p220-221，2014より許諾を得て転載〕

表2　DSM-5うつ病の診断基準

A. 以下の症状のうち5つ(またはそれ以上)が同じ2週間の間に存在し，病前の機能からの変化を起こしている．これらの症状のうち少なくとも1つは(1)抑うつ気分，または(2)興味または喜びの喪失である．
 注：明らかに他の医学的疾患に起因する症状は含まない．
 (1)その人自身の言葉(例：悲しみ，空虚感，または絶望を感じる)か，他者の観察(例：涙を流しているように見える)によって示される，ほとんど1日中，ほとんど毎日の抑うつ気分
 注：子どもや青年では易怒的な気分もありうる．
 (2)ほとんど1日中，ほとんど毎日の，すべて，またはほとんどすべての活動における興味または喜びの著しい減退(その人の説明，または他者の観察によって示される)
 (3)食事療法をしていないのに，有意の体重減少，または体重増加(例：1ヵ月で体重の5％以上の変化)，またはほとんど毎日の食欲の減退または増加
 注：子どもの場合，期待される体重増加がみられないことも考慮せよ．
 (4)ほとんど毎日の不眠または過眠
 (5)ほとんど毎日の精神運動焦燥または制止(他者によって観察可能で，ただ単に落ち着きがないとか，のろくなったという主観的感覚ではないもの)
 (6)ほとんど毎日の疲労感，または気力の減退
 (7)ほとんど毎日の無価値感，または過剰であるか不適切な罪責感(妄想的であることもある．単に自分をとがめること，または病気になったことに対する罪悪感ではない)
 (8)思考力や集中力の減退，または決断困難がほとんど毎日認められる(その人自身の説明による，または他者によって観察される)
 (9)死についての反復思考(死の恐怖だけではない)，特別な計画はないが反復的な自殺念慮，または自殺企図，または自殺するためのはっきりとした計画
B. その症状は，臨床的に意味のある苦痛，または社会的，職業的，または他の重要な領域における機能の障害を引き起こしている．
C. そのエピソードは物質の生理学的作用，または他の医学的疾患によるものではない．
 注：基準A〜Cにより抑うつエピソードが構成される．
 注：重大な喪失(例：親しいものとの死別，経済的破綻，災害による損失，重篤な医学的疾患・障害)への反応は，基準Aに記載したような強い悲しみ，喪失の反芻，不眠，食欲不振，体重減少を含むことがあり，抑うつエピソードに類似している場合がある．これらの症状は，喪失に際し生じることは理解可能で，適切なものであるかもしれないが，重大な喪失に対する正常な反応に加えて，抑うつエピソードの存在も入念に検討すべきである．その決定には，喪失についてどのように苦痛を表現するかという点に関して，各個人の生活史や文化的規範に基づいて，臨床的な判断を実行することが不可欠である．
D. 抑うつエピソードは，統合失調感情障害，統合失調症，統合失調症様障害，妄想性障害，または他の特定および特定不能の統合失調症スペクトラム障害および他の精神病性障害群によってはうまく説明されない．
E. 躁病エピソード，または軽躁病エピソードが存在したことがない．
 注：躁病様または軽躁病様のすべてが物質誘発性のものである場合，または他の医学的疾患の生理学的作用に起因するものである場合は，この除外は適応されない．

〔日本精神神経学会(日本語版用語監修)，髙橋三郎・大野　裕(監訳)：DSM-5 精神疾患の診断・統計マニュアル，医学書院，p160-161，2014より許諾を得て転載〕

[不安障害とうつ病の治療]

▶ 治療の基本

❶ 不安障害

不安障害に対しては，まずは不安に対する非薬物的アプローチを行います．具体的には，不安を生じさせる原因について解決法を一緒に考え，支持的な傾聴を行います．それでも不安が解消されない場合は，薬物療法を考慮します．まずは即効性のある抗不安薬(アルプラゾラム，ロラゼパムなど)を用い，効果が不十分であれば抗うつ薬の使用を検討します．

高齢の患者や全身状態の悪い患者に抗不安薬を使用する場合には，せん妄の出現に注意が必要です．抗不安薬の開始とせん妄の出現に時間的な相関関係がある場合には，速やかに中止する必要があります．また，**抗不安薬を漫然と投与し続けると依存が生じる恐れ**があるため，症状が軽快したあとはすぐに漸減・終了することが重要です．

以下に抗不安薬の処方例を示します．いずれの薬剤も眠気やふらつきには注意が必要です．もし眠気やふらつきが強い場合には，半分に割って服用してもらうのも選択肢でしょう．

```
┌ 処方例 ─────────────────────
│ ・ロラゼパム(0.5mg)，1回1錠，1日3回まで，不安時
│ ・アルプラゾラム(0.4mg)，1回1錠，1日3回まで，不安時
└──────────────────────────
```

❷ うつ病

うつ病に対しては，カウンセリング(支持的な傾聴)と必要に応じて抗うつ薬による薬物療法を併用します．**院内に精神科医がいる場合には，抗うつ薬を始める際に相談する**ようにしましょう．

抗うつ薬を選択する際は，薬物相互作用に加えて患者の身体状態を把握し，望ましくない有害事象のプロフィールを避けることが大切です．たとえば，嘔気を生じる可能性のある選択的セロトニン再取り込み阻害薬(selective serotonin reuptake inhibitor：SSRI)は，嘔気を訴える患者には使

用しづらく，眠気を生じる可能性のあるノルアドレナリン作動性・特異的セロトニン作動性抗うつ薬(noradrenergic and specific serotonergic antidepressant：NaSSA)は，眠気を訴える患者には使用しづらいという特徴があります．

　抗うつ薬には，効果発現に2〜4週間を要する，有害事象が効果に先行して出現することが多いといった特徴があります．もともと身体症状を有している患者の治療に当たっては，不安を抱かせないよう**効果発現までの期間の目安と生じうる有害事象について，事前に患者に十分説明しておく**ことが服薬アドヒアランスを保つ上で重要です．

a. 抗うつ薬の特徴

　臨床で使用されることの多い抗うつ薬であるSSRI，セロトニン・ノルアドレナリン再取り込み阻害薬(serotonin noradrenaline reuptake inhibitor：SNRI)，NaSSAそれぞれの特徴と処方例を示します．各薬剤の特徴とおもな副作用をまとめたものが表3です．

> **Dr 森田より**
> 　抗うつ薬は非常にたくさんの種類が出てきましたので，筆者は1つのクラスのなかで，何かほかの症状と合わせてよく使う薬を1つ使いこなせるようになることを勧めています．たとえば，緩和ケアでは痛みも診るでしょうからSNRIではデュロキセチン，悪心もよく診るのでミルタザピンという具合です．

● SSRI

　古典的な抗うつ薬である三環系抗うつ薬(クロミプラミンなど)と比較して抗コリン作用(口渇，便秘など)が少ない一方で，嘔気・焦燥などのセロトニン作動性の副作用があります．SSRIは比較的使用しやすい薬剤です

表3　代表的な抗うつ薬の特徴とおもな副作用

	特徴	おもな副作用
SSRI	強い不安に効果	嘔気
SNRI	一部の神経障害性疼痛に効果	嘔気や尿閉
NaSSA	不眠や嘔気に効果	眠気や倦怠感

が，肝臓の代謝酵素を阻害するため，代謝を阻害する可能性がある薬剤を服用している患者には使用しにくいです．したがって，**患者が服用している薬剤について事前に確認しておく必要があります**．また，セロトニン受容体である5-HT$_3$受容体刺激作用による悪心・嘔吐のために投与を中断せざるをえないことがあります．

　一方，SSRIは不安障害に対して有効であり，不安が強い場合にはよい適応です．

処方例

・エスシタロプラム（10mg），1回1錠，1日1回，夕食後
　（効果が不十分な場合，1週間以上の間隔を空けて1日20mgまで増量可）
　※筆者は，初めてエスシタロプラムを処方する患者には嘔気症状が少し
　　でも軽く済むように1回0.5錠から開始するようにしています．
・セルトラリン（25mg），1回1錠，1日1回，夕食後
　（効果が不十分な場合，1週間以上の間隔をあけて25mgずつ増量．1日
　最大100mgまで増量可）

● SNRI

　SSRIと同様に，三環系抗うつ薬と比較して抗コリン作用が少ない一方で，セロトニン作動性の悪心・嘔吐，およびノルアドレナリン性の排尿障害などの副作用があります．α_1受容体刺激作用のため，**排尿障害のある患者には症状の増悪に注意**が必要です．

　一方，SNRIは一部の神経障害性疼痛に有効であることが示されているため，神経障害性疼痛があるうつ病の患者にはSNRIがよい適応となります．

処方例

・デュロキセチン（20mg），1回1カプセル，1日1回，朝食後
　（効果が不十分な場合，1週間以上の間隔を空けて20mgずつ増量．1日
　最大60mgまで増量可）
・ベンラファキシン（37.5mg），1回1カプセル，1日1回，朝食後
　（効果が不十分な場合，1週間以上の間隔を空けて37.5mgずつ増量．1日
　最大225mgまで増量可）

● NaSSA

ノルアドレナリンとセロトニン伝達を増強するように働き，抗うつ作用を発揮する薬物です．セロトニン受容体である$5-HT_2$受容体と$5-HT_3$受容体の遮断作用をもつため，悪心・嘔吐の副作用は目立たないことと，ヒスタミン受容体の1つであるH_1受容体遮断作用が強いため，鎮静作用と食欲増進作用をもちます．NaSSAは嘔気が生じにくいという特徴から，嘔気のリスクの高い患者などに対しては比較的使用しやすいですが，**眠気や倦怠感の出現には注意**が必要です．

一方，食欲不振や不眠を伴っている患者にはNaSSAがよい適応となります．

処方例

・ミルタザピン（15mg），1回1錠，1日1回，就寝前
（効果が不十分な場合，1週間以上の間隔を空けて15mgずつ増量，1日最大45mgまで増量可）
※筆者は，初めてミルタザピンを処方する患者には翌朝に眠気を持ち越さないように1回0.5錠から開始するようにしています．

---

b. 患者が内服困難なケース

病状や治療の影響で絶飲食のケースや，死亡直前期のケースなど，患者が内服困難な場合も少なくありません．その場合，下記のような処方例があげられます．

処方例

（不安に対して）
・ジアゼパム（2.5mg）＋生理食塩水50mL，30分で静脈注射，1日3回まで，不安時
（うつ病に対して）
・クロミプラミン（25mg）＋生理食塩水250mL，3時間で静脈注射，1日1回
※筆者は，口渇，便秘，尿閉，アクチベーション・シンドローム（抗うつ薬の投与初期に起こる，不安，焦燥感などの症状）などの副作用が生じにくいように1回12.5mgから開始するようにしています．

　不安に対するジアゼパムは，内服薬でいうアルプラゾラムやロラゼパムと同様の作用があります．しかし，点滴のほうが効果発現までの時間が短く，眠気も強く出る可能性があります．**全身状態の悪い患者に投与するケースでは，過鎮静には十分な注意**が必要です．したがって，患者が眠気を強く訴える，あるいは日中でも寝てしまうような場合には，速やかに減量を検討する必要があります．また，全身状態が悪い患者にベンゾジアゼピン系薬であるジアゼパムを投与することで，せん妄を引き起こしてしまうリスクもあります．**投与後にせん妄が生じないか十分に経過観察**を行い，せん妄が生じたら速やかに中止する必要があります．

　うつ病の治療には，クロミプラミンの投与が行われます．ただし，クロミプラミンは三環系の抗うつ薬で抗コリン作用が強いため，便秘や尿閉，口渇などの副作用が生じる可能性があり注意が必要です．また，開始後にアクチベーション・シンドロームが出現するリスクもあります．したがって，**クロミプラミンの投与を検討する場合，できる限り事前に精神科に相談**することをお勧めします．

> **Dr 森田より**
> 　クロミプラミンは死亡直前期(週単位)の場合，せん妄のリスクが抗うつ効果の有益性を上回るとの見解があります．筆者の経験でもかなりの確率でせん妄を併発してしまったので，死亡直前期には使わなくなりました．(Shimizu K et al：Palliat Support Care **5**：3-9, 2007)

c. 予後が限られた患者の場合

　予後が1ヵ月に満たないような死亡直前期の患者では，抗うつ薬の効果発現に2〜4週間を要することから，薬物療法によるうつ病の改善が難しく，また抗うつ薬の副作用が苦痛をもたらす可能性もあります．したがって**死亡直前期の患者では，うつ病の治療を目指した抗うつ薬の使用は避け，使用する場合は睡眠や不安などの症状緩和を目指す**ことが大切です．抗うつ薬を投与するメリット・デメリットを検討することがより重要になります．

　せん妄のリスクも十分に踏まえた上で，即効性のある抗不安薬のほうが適応になるケースが多いと思います．

> ── 処方例 ─────────────────────
>
> （睡眠に対して）
> ・トラゾドン（25 mg），1回1錠，就寝前
> ・ヒドロキシジン（25 mg）1A＋生理食塩水50 mL，30分で静注，就寝前
> 　（不安に対して）
> ・アルプラゾラム（0.4 mg），1回1錠，1日3回まで，不安時
> ・ロラゼパム（0.5 mg），1回1錠，1日3回まで，不安時

d. 治療しても改善しない場合

　治療を開始して明らかに精神症状が改善していけばよいですが，全然改善しない，あるいはどんどん悪くなっていく…ということも少なくないと思います．切迫した希死念慮がある場合や，上級医と相談しながら治療をしていても一向に改善が認められない場合には，速やかに精神科医に紹介するようにしましょう．大切なのは「抱え込まないこと」です．一時的に身体治療が中断になってしまうことで患者や家族が不安に感じることもあるため，「身体治療を安全に行うためにも，まずは精神状態を改善させることが大切です」などと丁寧に説明することが求められます．

文献

1) 髙橋三郎，大野　裕（監訳）：DSM-5精神疾患の分類と診断の手引，医学書院，東京，2014
　▷ 精神疾患の分類と診断について，ポケットサイズにまとめられた手引書です．

2) 日本医師会（監）：新版 がん緩和ケアガイドブック，青海社，東京，2017
　▷ がんのみならず，非がんも含めた緩和ケア領域における身体症状および精神症状に対する基本的なアプローチ法がまとめられたガイドブックです．

3) 上村恵一ほか（編）：がん患者の精神症状はこう診る 向精神薬はこう使う，じほう，東京，2015
　▷ がん患者の精神症状に対する考え方や向精神薬に関して，実践的にわかりやすくまとめられています．がん患者を対象として記載されていますが，非がん患者も含めて緩和ケア領域でも活用できる内容です．

4) アンソニー・バックほか（著），植村健司（訳）：米国緩和ケア医に学ぶ医療コミュニケーションの極意，中外医学社，東京，2018
　▷ 悪い知らせや治療選択，予後，「死」などの難しいテーマについて，患者や家族と話し合う際のポイントやアプローチ法について，具体的かつ実践的なコミュニケーションの方法がまとめられています．

Column

〜院外の専門医の検索方法〜

以下のホームページが参考になります.

①地域の精神科の専門医を検索する場合

日本精神神経学会(「専門医・指導医を検索する」)

[https://www.jspn.or.jp/modules/senmoni/]

②がん患者のこころのケアに関する専門医(精神腫瘍医)を検索する場合

日本サイコオンコロジー学会(登録精神腫瘍医制度「登録医リスト」)

[https://jpos-society.org/psycho-oncologist/doctor/]

③臨床心理士を検索する場合

日本臨床心理士会(「臨床心理士に出会うには」)

[http://www.jsccp.jp/near/rinsho/]

また,2015年9月に公認心理師法が成立し,国家資格化されています.個別の公認心理師の検索機能はないものの,以下も関連情報を得る際の参考になると思います.

日本公認心理師協会

[https://www.jacpp.or.jp/index.php]

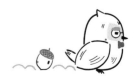

2. 認知症
～コミュニケーションが難しいし，
これからのことはどうやって決めよう？～

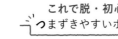

これで脱・初心者！
つまずきやすいポイント

(1) 認知症患者を理解しましょう．患者がどのような世界を生きているか，想像することが非常に大切です．

(2) コミュニケーションでは感情をケアしましょう．不安とプライドに留意しましょう．

(3) 意思決定支援では，「ACPの内容」と「今の希望」の2軸で考えましょう．難しいケースでは，関わる人ができるだけ納得できる選択を目指しましょう．

 認知症患者の世界を理解する

　認知症には，Alzheimer型認知症，血管性認知症，Lewy小体型認知症，前頭側頭型認知症などがありますが，Alzheimer型認知症が全体の7割前後を占めます．認知症患者への対応はAlzheimer型認知症へのものを基本として，他疾患にはアレンジしていくイメージでよいと思いますので，以降本項では認知症＝Alzheimer型認知症として進めていきます．

　認知症の症状は，記憶障害・見当識障害など認知症そのものの症状が中核症状とよばれる一方，そこから引き起こされる興奮・暴言・暴力・妄想など

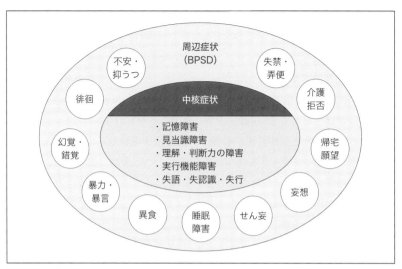

図1 中核症状とBPSD

BPSDの理解には認知症患者が生きる世界を想像することが重要.
(認知症ねっとより許諾を得て転載)
[https://info.ninchisho.net/symptom/s10](2023年6月1日閲覧)

は周辺症状(behavioral and psychological symptoms of dementia：BPSD)
とよばれます(図1). 医療者や介護者はこのBPSDにしばしば振り回され,
手を焼きます. しかし, BPSDは認知症そのものの症状ではなく("周辺"と
ついていますしね), 認知症患者の視点に立てば, 実はおおむね了解可能な
範疇にあるものです. BPSDを「認知症の症状だから」と片づけないことが
重要です.

　認知症患者とのコミュニケーションやケアを考える上で最も大事なことは,
認知症患者の視点に立ち, 置かれた状況や気持ちを想像することです. どう
いう能力が失われ, どういう能力が残っていて, どういう感情になりやすく,
それらの結果どういう世界を生きているか想像しましょう. 特に, **記憶と感
情にフォーカスして考える**ことが重要です. 記憶は近時記憶(数分〜数日くら
いの記憶)とエピソード記憶(体験や出来事)が障害されやすく, 感情につい
ては不安とプライドが高まります. つまり, 「**さっきまでの記憶がエピソード
ごと抜け落ちるなかで, 常に不安を抱えながら過ごし, かつプライドが非常
に高い**」というのが認知症患者の生きている世界のイメージです.

② コミュニケーションでは感情をケアする

　認知症患者に対するコミュニケーションは，どのようなものが望ましいのでしょうか．まず，患者に「忘れている」ということを理解させる必要性は乏しい場合がほとんどです．「自分がさっきのことを忘れている」ということを理解するには高度な認知機能が必要で，認知症患者にとってはとても難しいことです．また，プライドも傷つけられます．たとえば，食事をしたこと自体を忘れた場合，「さっき食べたでしょう」と是正することにあまり意味はありません．まず，本人は心の底から食べていないと思っています．「あれ，そうだったっけ」という感じではなく，食べたエピソードごと抜け落ちています．そこで「食べたでしょう」と一喝されると不安が増強され，かつプライドも傷つけられ，結果として衝動性や攻撃性がさらに高まってしまいます．

　望ましい対応は，**患者が生きている世界を想像しながら，漠然とした不安とプライドに最大限配慮したコミュニケーション**をとることです．つまり，食べていないという訴えを尊重しながら，不安を和らげる，少なくとも不安を増強しないような声がけがよいですね．具体的には，「そうですね．今準備しましょうね」や「何が食べたいですか？」というような対応がよいでしょう．

　こうすれば間違いないというコミュニケーションの提示は難しいですが，患者が生きる世界を想像しながら，**事実関係の是正ではなく感情をケアしていくように心がけましょう**．うまくいかないことも多々ありますが，患者の世界やその生きづらさを想像し何となくでも理解できると，彼らに対する我々の心のゆとりにもつながるように思います．

③ 意思決定支援では，「ACPの内容」と「今の希望」の2軸で考える

　嚥下が不能となってしまった重度認知症患者の栄養摂取方法の選択，がんに罹患した認知症患者の治療方針の検討などなど，認知症患者の意思決定は日常的にありながらもとても難しいものです．

　重度認知症で本人が意思決定不能の場合，家族などを交えて意思を推定していく必要があります（推定意思）．**家族がどう希望するかではありません．**

さらにレベルアップしたい人のために

～ユマニチュードケアで認知症患者を支えるケアを～

　近年，認知症患者のケアとして**ユマニチュードケア**が注目されています．言語的なコミュニケーションのみならず，見る・触れる・立つなどの非言語メッセージを重要視したケアです．ユマニチュードはhumanitudeという造語ですが，字面のとおり「人間らしさやその人らしさを支えるケア」といえます．認知症に特化したケアというよりは，本項で述べてきた認知症患者の不安やプライドなどを尊重しながら，その人を支えるケアであると捉えられます．ここでは詳しくは触れませんが，気になる方はぜひ"ユマニチュードケア"で検索してみてください．

本人がどう希望しそうか，を家族と推定するということです．その際，事前に共有された**アドバンス・ケア・プランニング（ACP）**の内容が重要となります．そのACPの内容を基に推定意思を検討していきますが，特に認知症患者の場合には考えなければならない要素がもう1軸あります．

　ACPの内容は，認知機能が保たれていた当時の価値観や意思です．あくまでも保たれていた認知機能を基に表明したものといえます．つまり，認知機能が重度に低下した今の患者の希望とはいえません．事前に共有した価値観を基に考えることは重要ですが，その後に本人が意思決定不能になった場合，患者本人は価値観という概念自体を喪失しているのではないでしょうか．確固たる価値観の事前共有や強固な事前意思の表明があったとしても，「**認知症が進行した今の本人はどう望むのか**」も検討すべき重要なポイントです．

　似ているようですが，「認知機能が保たれていたとしたら今の状況でどう希望するか」はACPを反映したものといえます．それに加えてもう1軸，「重度認知症の今の状態の本人はどう望むのか」を検討する必要があるということです．

Dr 森田より

　認知症の進行期で，「以前の患者のはっきりとした意思」と「今の患者の意思表示（らしいものの集合体）」のどちらを優先する意思とみなすかは，生命倫理学でも決着のついていない課題です．オランダでは「以前の意思を優先するべき」という法的判断がなされましたが，わが国においてコンセンサスは得られていません．スカッとする結論は永遠に出なさそうです．

Column

〜認知症患者の益とは？〜

　症例を見てみましょう．

　「97歳女性．寝たきり，発語不能で意思疎通は困難．嚥下が不能となり，今後の生存には何らかの栄養摂取方法が必要な状態．ただし，認知症の自然経過として矛盾はなく，人生の最終段階と考えられる．本人は数年前に，『私は絶対に100歳まで生きたい．100歳まで生きるのが人生の目標』と家族に強く表明していた」．

　いかがでしょう．どうしましょうか．症例のような重度認知症で嚥下機能の廃絶を認める状況では，往々にして延命は老年症候群の増悪など苦痛自体を増強させます．ですので，本人にとってその苦痛に見合った益が得られるか（本人が益と感じられるか）を考える必要があります．

　賛否あるとは思いますが，認知機能が失われていく認知症は赤ちゃん返りとたとえられます（※起きている現象は赤ちゃん返りだとしても，患者は人生の大先輩なので敬いましょう）．赤ちゃんに返っているとしたら，「100歳まで生きるために，つらいけど頑張って乗り越える」という思考はきわめて高度なものです．泣いている赤ちゃんに「あとでご褒美をあげるから，今は頑張ってね」と言っても無理でしょうし，そもそも理解できませんよね．このように，**認知症が進行すると，「ありたい姿を想定し，それに向かって頑張る（今のつらさを許容する）」という思考は困難となっていきます**．そのような，苦痛を耐えるべきものと認識できない状況では，苦痛は苦痛以外の何物でもありません．ですので，取り除いてあげることが快適であり，QOLの向上につながるといえるでしょう（赤ちゃんを育てる際，苦痛を与えず今の快適さを最優先しますよね）．つまり，**苦痛緩和を最優先した対応が本人の益となる可能性がきわめて高い**ということになります．

　このように，推定意思を考えるにはACPの内容だけでなく，認知機能が低下した現在の本人の望みも合わせて検討する必要があります．そしてその2つが相反する場合には，どちらを優先するのかに絶対的な正解はないでしょう．そもそもの医学的な適応や周囲の状況なども考慮が必要ですので，臨床倫理の4分割法（図2）などを用いながら，関わる人たち皆で1例1例検討することが必要です．

医学的適応（Medical Indications） 善行と無危害の原則 1. 患者の医学的問題は何か？ 　病歴は？診断は？予後は？ 2. 急性か，慢性か，重体か，救急か？ 　可逆的か？ 3. 治療の目標は何か？ 4. 治療が成功する確率は？ 5. 治療が奏功しない場合の計画は何か？ 6. 要約すると，この患者が医学的および看護的ケアからどのくらい利益を得られるか？また，どのように害を避けることができるか？	患者の意向（Patient Preferences） 自律性尊重の原則 1. 患者には精神的判断能力と法的対応能力があるか？能力がないという証拠はあるか？ 2. 対応能力がある場合，患者は治療への意向についてどう言っているか？ 3. 患者は利益とリスクについて知らされ，それを理解し，同意しているか？ 4. 対応能力がない場合，適切な代理人は誰か？その代理人は意思決定に関して適切な基準を用いているか？ 5. 患者は以前に意向を示したことがあるか？事前指示はあるか？ 6. 患者は治療に非協力的か，または協力できない状態か？その場合，なぜか？ 7. 要約すると，患者の選択権は倫理・法律上，最大限に尊重されているか？
QOL（Quality of Life） 善行と無危害と自律性尊重の原則 1. 治療した場合，あるいはしなかった場合に，通常の生活に復帰できる見込みはどの程度か？ 2. 治療が成功した場合，患者にとって身体的，精神的，社会的に失うものは何か？ 3. 医療者による患者のQOL評価に偏見を抱かせる要因はあるか？ 4. 患者の現在の状態と予測される将来像は延命が望ましくないと判断されるかもしれない状態か？ 5. 治療をやめる計画やその理論的根拠はあるか？ 6. 緩和ケアの計画はあるか？	周囲の状況（Contextual Features） 忠実義務と公正の原則 1. 治療に関する決定に影響する家族の要因はあるか？ 2. 治療に関する決定に影響する医療者側（医師・看護師）の要因はあるか？ 3. 財政的・経済的要因はあるか？ 4. 宗教的・文化的要因はあるか？ 5. 守秘義務を制限する要因はあるか？ 6. 資源配分の問題はあるか？ 7. 治療に関する決定に法律はどのように影響するか？ 8. 臨床研究や教育は関係しているか？ 9. 医療者や施設側で利害対立はあるか？

図2　症例検討シート

医学的適応から時計回りに検討し，最後にQOL（幸せ）について考える形がよい．
〔Jonsen ARほか（著），赤林　朗ほか（監訳）：臨床倫理学 第5版 臨床医学における倫理的決定のための実践的なアプローチ，新興医学出版社，東京，p13, 2006より許諾を得て転載〕

Column

～認知症患者ではスピリチュアルペインの概念が薄れていく!?～

　第1章–3.(p37)で触れましたが，「ありたい姿とそうでない現実のギャップによって生じるつらい想い」はスピリチュアルペインの本質です．つまり，スピリチュアルペインの発生は，ありたい姿を想定する能力が前提となります．認知症ではこの能力が失われていくことにより，スピリチュアルペインの概念自体が薄れていくともいえますね（スピリチュアルペインをどう定義するかにもよりますが）．

［認知症とは］

　まず定義ですが，ICD-10では，「慢性あるいは進行性の脳疾患によって生じ，記憶，思考，見当識，理解，計算，学習，言語，判断等多数の障害からなる症候群」とされています．一言でいうと，**獲得された認知機能が脳の器質的な変化によって不可逆性に失われていく疾患**です．

　Alzheimer型認知症は，経過とともに認知機能の低下が進行します（図3）．

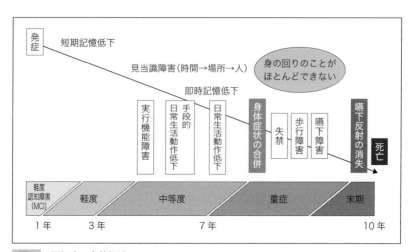

図3　認知症の自然経過

MCI：mild cognitive impairment
〔日経メディカルOnlineより許諾を得て改変し転載（図作成：平原佐斗司）〕〔https://medical.nikkeibp.co.jp/leaf/mem/pub/report/201610/548601.html〕（2023年6月1日閲覧）

社会活動を営むといった複雑な能力→生活していく上で必須の能力という順に失われていきます．最終的には，神経症状として嚥下反射が低下・消失し，死に至ります．

▶ 記　憶

　人間の記憶を大雑把に分類すると，時間による分類，内容による分類があります（表1）．まず時間による分類では，即時記憶，近時記憶，遠隔記憶があります．また，内容による分類では，エピソード記憶，意味記憶，手続き記憶があります．

　認知症では，特に近時記憶とエピソード記憶が初期から失われていきます．つまり，**ついさっきの体験が抜け落ちます**．今何かの行動を起こしているときには，その行動自体や目的を理解していても，数分経つと行動を起こしたエピソードごと抜け落ちてしまうわけです．食事をしても食事をしたというエピソードごと抜け落ちて，「食事をしていない」となる流れですね（目立つのは近時記憶とエピソード記憶の喪失ですが，進行とともにすべての種類の記憶が失われていきます）．

Column

～認知症は病気なのか？～

　「Alzheimer型認知症：神経細胞の変性消失とそれに伴う大脳萎縮，老人斑の多発，神経原線維変化の多発，の3つが基本的な病理変化である．老人斑はアミロイドβタンパクの蓄積，神経原線維変化はタウタンパクの異常凝集・リン酸化・線維形成により形成される封入体である．有病率は加齢とともに上昇していく」（『最新医学別冊 新しい診断と治療のABC 22/神経3 アルツハイマー型認知症 改訂第2版』（最新医学社，2014）より）．

　これって，病気なんでしょうか．筆者個人は，「脳の老化を病理学的に説明すればこうなるよ」なんだと思っています．認知機能が保たれた超高齢者に接すると，「95歳なのにしっかりしていてすごい」などと感じることはよくありますね．これは「認知症の有病率が高いなかで罹患していないことがすごい」ということではなく，「脳が若々しい」ということではないかと思います．

　「だから何？」という内容かもしれませんが，罹患する疾患というよりは，生きていれば基本的に誰もが通る老化の道なのではと捉えています．

表1	人間の記憶の分類

時間による分類

・即時記憶：数十秒前まで：「今」
・近時記憶：数分〜数日くらい：「さっき」
・遠隔記憶：それ以上：「昔」

内容による分類

・エピソード記憶：身の回りに起きた出来事や日常の体験：「体験」
・意味記憶：言語や地名など，学習で得た知識：「知識」
・手続き記憶：自転車の運転など体が憶えているもの：「技術」

これをやったらこの職種に叱られる！

〜「認知症」と「認知機能低下」を正しく使い分けよう〜

認知機能が低下する原因は，認知症以外にも電解質異常・ビタミン欠乏・ホルモン異常などさまざまなものがあります．ついついすべてにおいて「認知症が進行している」などと言ってしまいがちですが，認知症（進行性の脳疾患）以外が原因の認知機能低下は，認知機能が低下しているという状態であって，認知症という疾患ではありません．精神科医にコンサルトの際には用語に気をつけましょう．

▶ 感　情

認知症患者がどのような世界を生きているかを想像するには，彼らが抱きやすい感情も押さえる必要があります．特に知っておくべきは，不安とプライドです．

❶ 不　安

認知症患者は常に不安を抱えて過ごしていることを頭に入れましょう．認知症が病理学的に不安を増強する要素をもつのかはわかりません．ただ，患者の境遇を考えれば，不安は理解可能なものです．

彼らが生きている「さっきの体験がない世界」を皆さんも想像してみてください．自分がさっきまで何をしていたのかわからない，自分がなぜここにいるのかわからない，どうしてよいかわからない．そんななかで自分なりに考えて起こした行動に対してはいつも叱られる，冷たくされる．

　いかがでしょう．そんな世界は誰だって不安に決まっています．認知症患者は，常に漠然とした不安を抱えながら生活しているということを理解しましょう．

> **Dr 森田より**
> 　認知症の初期で記憶の障害が出始めた頃の方を見ていると，「びくっとする」という行動に気がつく人がいると思います．体験の連続性がなくなってくるので，こちらから見ていると「さっきから呼ばれるのを待っている」なんですが，「さっきから待っている」の前提がないので「急に呼ばれてびっくりする」体験になるのですね．

❷ プライド

　自尊心や羞恥心，つまりプライドは保たれやすく，かつ増幅されやすい感情です．遠隔記憶（昔の記憶）は比較的保たれますので，成功者であった栄光時代やさまざまな苦労を重ねてきた人生の記憶は保たれているのです．本来それらは尊重されてしかるべきですが，周囲の人に日常的に冷たくされたり子供扱いされたりすることで，そのプライドは増幅されます．「どいつもこいつもなめやがって」という気持ちになることでしょう．しかし，患者の世界を想像すると，そういった気持ちになるのは当然ですよね．

　そして，**記憶障害や見当識障害にこのプライドが合わさると，助けを求められないことにつながります．**他人に助けてもらうには，「一人ではできない」ということを理解する高度な認知機能が求められます．さらにそこにプライドも邪魔をする形となり，誰かに助けを求めるということが非常に難しくなります．

　上記をまとめると，**さっきの体験の記憶が抜け落ちることで常に不安を抱えながら過ごしているが，プライドが非常に高い**というのが，認知症患者を大まかに捉えた特徴であり，彼らが生きている世界といえます．

　そう捉えると，BPSDもある程度理解が可能となってきます．たとえば妄想（もの盗られ妄想）は「ものを片付けた→片づけたこと自体を忘れて，なくなったと思う→そこにプライドが重なり，盗られたと訴える」のような流れで，妄想自体が病的なのではありません．易興奮性や暴言・暴力などに関しても，常にある漠然とした不安や高いプライドを考慮すると，彼らの自己防衛手段として理解可能なものであろうと思います．

［意思決定能力の評価］

　患者の意思決定能力の評価は意思決定支援にきわめて重要ですが，非常に難しい問題です．専門家間でも見解が統一されているわけではない状況のようです．

　まず原則からですが，意思決定能力は，①理解，②認識，③論理的思考，④選択の表明の4要素で構成されるという考え方が最も支持されています．

①理解：説明を理解できる．

　評価する質問例：病名はどのように聞いておられますか？

②認識：自身のこととして認識できる．

　評価する質問例：今の病状について教えてください．

③論理的思考：論理的に考えられる（選択肢の比較や因果関係の理解）．

　評価する質問例：治療法はどれがよいと思いますか？　理由も聞かせてください．

④選択の表明：考えや選択を表明できる．

> **Dr 森田より**
> 　上記はポール・S・アッペルバウムの概念で，スタンダードなものです．ある決定に求められる意思決定能力は行為の影響の大きさによって決まるとする考えが，現在では主流です．簡単に言えば，「今日何を食べるか？」であれば小さい範囲の決定能力でよいが，「（行えば大きな効果が期待できる）○○の治療を行わない」であれば大きい範囲の決定能力が必要とされます．

　いずれも，認知症の特徴である近時記憶とエピソード記憶の障害に伴い低下しやすい能力といえます（説明を理解したり認識したりするには，その説明自体を記憶する力が必要ですからね）．この4要素を意識しながら，たとえば理解が難しければさらに簡潔な質問や設定にするといった工夫をしていきます．また，これらの能力を総合的に評価するMacCAT-T（MacArthur Competence Assessment Tool for Treatment，医療同意能力評価）などのツールも存在しています（筆者自身は使用経験がありません）．

　以上が原則ですが，意思決定能力の評価は非常に難しい問題ですので，ひとりよがりや軽率な判断とならないよう，**医師一人で判断しないことがとて**

も大切です．医師よりも密に患者と接している看護師・リハビリテーションスタッフ・介護職など多職種とともに考えていく形がよいでしょう．また，アクセス可能な環境であれば，精神科医や臨床心理士(公認心理師)といった専門職へのコンサルトも積極的に考慮しましょう．

　また，意思決定能力はあり/なしの二元論で語れる問題でもありません．「これは結構できるけど，これはあんまりできない」のようなグラデーションのイメージのこともありますから，ガイドラインを頭に入れた上で個別対応が必要な場合も多いでしょう．

> **Dr 森田より**
> 　意思決定能力はあり/なしで判断するものではなく，「もし不足しているならそれを補うもの」と考えることで，「評価する」という視点から「支援する」という視点にシフトすることができます．意思決定能力が低下していても，そのなかで，患者の意思をなるべく反映できるように対応するという原則を意識することが必要です．

［意思決定支援］

　厚生労働省より，「**人生の最終段階における医療・ケアの決定プロセスに関するガイドライン**」[3]が出されています(図4)．各学会で終末期医療に関するガイドラインが作成されていますが，そのベースとなるものです．人生の最終段階という設定ではありますが，認知症患者に対しての意思決定支援は基本的にこのガイドラインに準じる形がよいでしょう．

▶ ACP[6]

　自らが望む人生の最終段階における医療・ケアについて，前もって考え，医療・ケアチームなどと繰り返し話し合い共有する取り組みを**ACP**とよびます．図4では左の円3つの過程がACPですね．「これからどういう風に過ごしたいか」や「こんな風にはなりたくない」などの**価値観の共有がきわめて重要**で，「急変時の対応を決める」にこだわる必要はありません(本来，急変時の対応は決めるものではなく，価値観から導き出されるものです)．

　将来起こるすべての場面を想定し，希望を決めておくのはそもそも不可能です．**想定していない状況に陥った際にも，関わる人たちが「この人ならきっ**

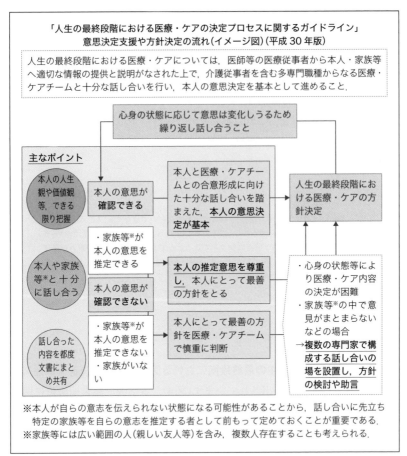

図4　人生の最終段階における医療・ケアの決定プロセスに関するガイドラインの概要

（厚生労働省：E-FIELD Home 在宅医療・施設ケア従事者版「相談員研修会」より引用）
［https://www.mhlw.go.jp/content/10802000/000936793.pdf］（2023年6月1日閲覧）

とこう希望するよね」と納得感をもって選択できるという光景がACPの本質でしょう.

▶ 認知症患者のACP

　認知症患者では「認知機能が保たれている頃から将来を見据えてACPに取り組んでいる」という理想的な状況は多くないと感じます. 認知症は**図5**のよ

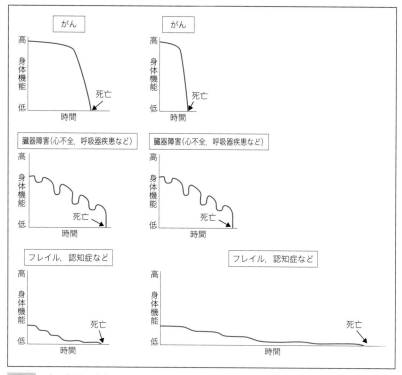

図5　病の軌跡の実際

左が見慣れた図だが，実際には右のように3つの軌跡は縮尺が全然違う．

〔Lynn J et al：Living well at the end of life：Adapting health care to serious chronic illness in old age, RAND Corporation, Santa Monica, p8, 2003を参考に作成〕

うにがんや臓器不全と比し疾患経過が長く，また日々の変化は多くありません．そのため，ACPを始めるきっかけが少なく，結果的に「あんなに時間があったのに，気づけば本人は話ができない」という光景に至ることが少なくありません．**入院や介護施設入所などのイベントをきっかけとして，できる範囲でACPに取り組むことが大切です．**

　認知症が進行していくなかでACPに取り組む場合，医療手段などに関する詳細な希望の表明が困難となっていきます．そういった場合，**重要なのはやはり患者の価値観です．**これからの過ごし方やしてほしいこと/してほしくないこと，それも難しければ好きなこと/嫌いなことなど，価値観といえる質

問を大切にしましょう．価値観を可能な範囲で把握した上で，その価値観に沿った医療内容を提示するという流れが検討されます．ただし，認知症の進行によりACPをした頃とは価値観が変化していたり，前述のように価値観という概念自体を喪失している場合もありますので，やはり症例ごとに考える必要がありますね．

▶ 意思の推定が難しい場合

　ACPが全くなされていないなど，意思の推定が困難な場合には，図4にあるとおり**本人にとっての最善の方針を医療・ケアチームで慎重に判断する**ことが求められます．さらっと書いていますが，実はきわめて重要な内容です．家族がどうしていいかわからないと言っていても，家族に決めさせている光景がまだまだ多いのではないでしょうか？

　医療・ケアチームに家族も交え，最善を皆で検討していくことが必要です．ただし，このような場合には最善が何なのかも難解であることが多いです．最善が難しい場合，**関わる人たちができるだけ納得できるような選択を目指す形がよいでしょう．**そして，共感的パターナリズムの手法などを用いながら，家族に責任を押し付けず我々も担うことで，より良い意思決定に向かうことでしょう（共感的パターナリズムについては，p15「第1章-2．コミュニケーションで大失敗しないために～コミュニケーションスキルと行動経済学～」をご参照ください）．

> **Dr 森田より**
> 　最善の利益はbest interestといわれます．best interestの概念は，もともとはその患者にとっての最大の利益ということでした．しかし最近の価値観の多様化を反映した倫理体系だと，「何が患者にとってよいかは患者にしか判断できない」という考えを受けて「最善の利益＝患者が希望すると推定されるもの」と定義する考えも出てきています．そうなると，最善の利益という概念そのものが価値を失うことになります．臨床的には「手続き的正義」といって，「何が本当の正解かはわからないけれども，多職種で話し合うことで方法としては妥当なプロセスを得た」とすることでよしとする考えが多いかなと思います．

Column

～医療の目的～

医療の目的って何だと思いますか？

まず緩和ケアに関してですが，緩和ケアの定義を要約すると「苦痛緩和を手段として，患者のQOLを向上させること」です．目的は患者のQOL（well beingともいいますね）で，それは幸せとほぼ同義です．

では，救急や集中治療での医療の目的は何でしょう？　救命や延命でしょうか？　実はそうではありません．救急や集中治療は「救命や生存期間の延長を手段として，患者のQOLを向上させる」ものです．つまり，**全医療の目的はQOLにあり，その手段として救命や苦痛緩和があるのです**．たとえば救急の現場では，ほとんどの患者にとって救命がQOLにつながるから救命するわけです．それがいつしか，この本来の目的であるQOLが医療者の意識から抜け落ちてしまい，目的＝救命にすり替わってしまいます．

日本老年医学会の「高齢者ケアの意思決定プロセスに関するガイドライン」[5]では，「本人の人生をより豊かにし得る限り，生命はより長く続いたほうが良い」と記載されています．つまり，延命の条件は延命が本人の人生をより豊かにすること（＝QOLの向上につながること）であるといえます．また，「延命とQOL保持が両立しない場合には，延命ではなくQOLを優先する」と明確に述べられています．QOLが医療の目的で，延命はそのための手段ですから，目的を優先するのは自然なことですよね．

文献

1) 春日武彦：認知症．援助者必携 はじめての精神科，医学書院，東京，第2版，2011
　▷ 非常に面白く，精神科に興味がなくても読むべき良書です．認知症については，患者が生きる世界についてわかりやすく記載されています．第3版も出ています．

2) 平原佐斗司（編著）：医療と看護の質を向上させる認知症ステージアプローチ入門 早期診断，BPSDの対応から緩和ケアまで，中央法規出版，東京，2013
　▷ プライマリ・ケア医による認知症入門です．認知症の病理や投薬だけでなく，ケア・コミュニケーション・社会的支援などにも触れられていて，非常に実践的にまとめられています．

3) 厚生労働省：人生の最終段階における医療・ケアの決定プロセスに関するガイドライン
　〔https://www.mhlw.go.jp/file/04-Houdouhappyou-10802000-Iseikyoku-Shidouka/0000197701.pdf〕（2023年6月1日閲覧）
　▷ 表紙を含めてA4わずか3枚ですが，大切な内容が凝縮されています．

4) 医学界新聞：モヤモヤよさらば！　臨床倫理4分割カンファレンス（川口篤也）
　〔https://www.igaku-shoin.co.jp/paper/series/153〕（2023年6月1日閲覧）

▷ 臨床倫理の4分割法の使い方や実際のカンファレンスの進め方などに関して，わかりやすくまとめられ
ています．

5）日本老年医学会：高齢者ケアの意思決定プロセスに関するガイドライン 人工的水分・栄養補給
の導入を中心として
〔https://www.jpn-geriat-soc.or.jp/proposal/pdf/jgs_ahn_gl_2012.pdf〕（2023年6月1日閲覧）
▷「経口吸収が困難となった高齢者における意思決定」がテーマですが，高齢者医療での意思決定の道しる
べといえる内容です．非会員でも無料でダウンロードできます．

6）Lynn J et al：Living well at the end of life：Adapting health care to serious chronic illness in old age,
RAND Corporation, Santa Monica, 2003
▷ いわゆる「病の軌跡」が提示されています．

7）宇井睦人（編）：まるっと！　アドバンス・ケア・プランニング．南山堂，東京，2020
▷ ACPについて，がん/非がん疾患，外来/病棟/在宅などさまざまな視点から詳しく解説されています．

3. 発達障害
〜こだわりの強い患者で考えること〜

これで脱・初心者！
つまずきやすいポイント

① 困っているのは患者自身か，関わる医療者や家族か，どちらなのかをアセスメントすることが大切です．

② 安易に診断をつけることのないようにしましょう．あくまで患者のためになり，関わりに活かすためにアセスメントを行うことが大切です．

③ 関わる医療者全体で，こういう特性（性質）の人なのだという共通認識をもつようにしましょう．「介入しても変わらない部分がある」という適度な妥協も大切です．

① 困っているのは患者自身か，関わる医療者や家族か？

　発達障害の患者は，患者自身は困っておらず，関わる医療者や家族が困っていることが多いです．もちろん，患者自身が自らの特性に困っていて，診断名について知ることを希望する場合は，丁寧に診断名や特性について伝えます．患者のなかには「原因がわかってよかった」「説明を聞いて腑に落ちた」という方もいます．

　しかし，**患者自身が困っていない場合，患者自身に特性や診断名を伝えることは，患者からすると大きな負担**になります．患者自身が困っていないのに突然「発達障害」の話をされても到底受け入れられず，怒りを表出する場合もあります．したがって，患者自身が困っておらず医療者や家族が患者への

対応に困っているような場合には，患者の特性について医療者や家族に伝え，患者へのケアや関わり方に活かすようにしています．

② 安易に診断をつけず，アセスメントは患者との関わり方に活かすためのものとする

「発達障害」という用語は，その特徴を十分に理解している医療者間で使用する際には誤解が生じることは少ないと思いますが，まだまだ医療者の間でも十分な理解は浸透しておらず，**誤解につながる可能性**があります．

　誤解の例として，①精神疾患のレッテルを貼ってしまう，②腫れ物に触るような過度な対応をとってしまう，③精神科にケアの多くを任せてしまい患者とコミュニケーションをとらなくなってしまう，などがあげられます．発達障害の特性を理解した上でのプライマリケアが大切ですが，このような誤解が生じると，患者のケアが疎かになってしまいます．

　「発達障害」の診断がつくケースでも，それが患者のケアに役立つように，**最終的には患者のためになるように，という視点で情報共有について工夫**する必要があります．たとえば，カルテ記載の際には直接的に「発達障害」と記載すると誤解が生じる可能性があるため，その特徴と工夫できるケアについてできるだけ具体的に記述するようにするとよいでしょう．また，できるだけ病棟カンファレンスなどで直接関わる医療スタッフに情報共有すると，誤解が生じる可能性を減らすことができます．**本人の特徴を丁寧に説明して，決してネガティブに捉えられないように注意する必要があります．**

> Dr 森田より
> 　どのような「診断」も何かしら患者の幸せのためにあるはずです．痛みの治療においてその原因を診断するのは，診断の結果，より痛みを適切に緩和できるからです．精神医学的評価（ここでは発達障害）についても，「患者の幸せに貢献するために」という視点を失わないことが大事ですね．診断（見立て）そのものよりも，「だからどのように対応すると患者がストレスを感じずに済むのか」のところに焦点を当てるとよいと思います．

私の失敗談

～誤解や偏見を生まないために～

　入院中の患者で「病棟ルールが守れない」「何度説明しても，理解してくれなくて困っている」というコンサルトを受け患者を診察しました．診察の結果，発達障害の診断基準を満たしたため，「発達障害」と診断してカルテに記載し，主治医や病棟の担当看護師に情報共有を行いました．しかしその後，病棟看護師が患者に腫れ物に触るような対応をするようになり，患者のためにならない結果になってしまいました．改めて病棟全体でカンファレンスを行い，患者の特性や工夫できる点について検討を行ったところ，患者への理解が進み，特性に合わせた対応ができるようになり，患者も徐々に病棟へ適応できるようになりました．

　この経験で感じたのは，「発達障害」という診断は，関わる医療者に伝える上で，より慎重さを求められるという点です．発達障害の診断基準を満たすからといって，安易にカルテに直接的に発達障害と記載してしまうと，それを見たスタッフに誤解が生じ，このケースのように患者に対してのケアが疎かになることがあります．発達障害は特に，診断することが目的ではなく，「患者の関わり方に活かすこと，最終的に患者のためになることが必要である」ということを改めて実感し，カルテ記載や情報共有の仕方についてより慎重に対応するようになりました．

　また，主治医やその日担当であった病棟看護師と情報共有は行っていたものの，そこからほかのスタッフに適切に情報共有がなされず，誤解が生じたまま情報が伝わっていく可能性があると感じました．特に入院患者では，どの患者においても病棟カンファレンスや多職種カンファレンスなどを行って全体で情報共有を行うことが大切ですが，発達障害の患者においてはより全体での共通認識をもつことが求められ，医療スタッフの誤解や偏見につながらないように早めに全体で情報共有を行うことが大切であると実感しました．

③ 関わる医療者全体で，こういう特性（性質）の人なのだという共通認識をもつ

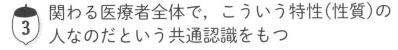

　発達障害は個性であり，その性質を変えることは困難です．したがって，患者の特性を変えようとするのではなく，関わる医療者全体で「こういう特性の人なんだ」という共通認識を共有し，そこを出発点として患者が現在置か

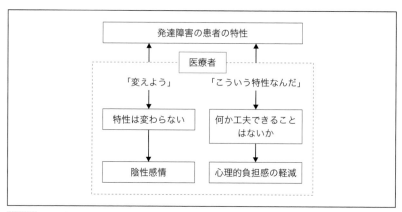

図1　発達障害の特性を理解する

れている環境に適応できるような工夫について検討することが大切です．「特性を変えよう」という視点でいると「この患者はなんでこんなことをするのだろう」と陰性感情が生じることにつながってしまいます．しかし，「そういうことをしてしまう人なんだ」「何か工夫できる点はないだろうか」という風に捉えることができれば，関わる医療者の心理的負担も軽減されるように思います（図1）．

　具体的な指示や説明を心がける，病棟のルールおよび対応できること・できないことは明確に伝える，などの対応を十分に行っても，やはり特性であるため変わらない部分は少なくありません．入院患者の場合，患者の行動が，病棟として許容できる範疇であれば問題ありませんが，周囲の患者に影響がある，医療者が提供できる医療の範疇を超えている，などの状況が生じた場合には**主治医や病棟看護師長（管理者）に対応できる限界について改めて時間をとって患者に説明してもらう**ことが大切です．工夫すれば外来でも可能な治療であれば，外来での治療に移行することで，患者と医療者双方にとって負担が軽減される場合もあります．患者の特性と提供できる医療体制を踏まえて，総合的にどのように対応していくのが患者にとって最適かを，関わる医療者皆で検討することが求められます．

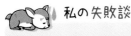 私の失敗談

〜医療者へのケアも忘れずに〜

　入院中の患者で「行動がマイペースでこだわりが強く，対応に困っている」「大部屋なのでほかの患者からもクレームが来ている」というコンサルトを受けて，患者を診察しました．診察の結果，発達障害の診断基準を満たしましたが，p127の「私の失敗談」の経験を活かして速やかに病棟カンファレンスを行い，患者の特性や工夫できる点について全体で情報共有し，共通認識をもった上で対応について検討しました．また，カルテにも直接「発達障害」という文言は記載せずに，患者の特性や必要な対応について，誤解が生じないようにできるだけ具体的に記載を行いました．

　主治医や病棟看護師は患者の特性に合わせて一生懸命関わってくれましたが，患者のマイペースな行動は変わらず，依然として同室の患者からクレームがくる状況のままでした．関わるスタッフは，一生懸命に対応しているにもかかわらず状況が好転しないため疲弊してしまい，自分のケアが悪いのではないかと自らを責めたり，患者に対する陰性感情が生じるようになり訪室頻度が減ってしまったりするなど，悪循環が生じるようになりました．

　改めて病棟カンファレンスを行い，「発達障害は十分に工夫して対応しても，変わらない部分が大きい」「適度な妥協も大切で，できるケアを淡々と行っていこう」ということを話し合いました．また，病棟スタッフは十分に対応しているという点をフィードバックしました．改めて，主治医と病棟看護師長から患者に説明があり，入院中に守ってほしいルールや医療者が対応できる限界についても共有がなされました．その後は，関わるスタッフ全体で「ここは仕方ない」という適度な妥協をしつつ，必要な医療が提供できるようにケアを行ったところ，何とか入院治療を完遂することができました．

　この経験で感じたのは，「発達障害」の特性や対応について情報共有をし，共通認識をもって関われば十分かというと，そうではないという点です．一生懸命に関わっても「変わらない部分がある」という共通認識までもっておかないと，このケースのように医療者のバーンアウトにつながってしまう恐れがあります．患者の特性に応じたケアを行いつつも，「提供できる対応には限界がある」「適度な妥協も必要である」という視点も持ち合わせておくことや，患者を取り巻く医療者に定期的に声をかけてねぎらったり，時には愚痴を聞いて共感したりするなどのケアを行うことが，医療者自身のメンタルケアにつながるということを学びました．

［発達障害の診断］

　一般的に「発達障害」といわれるものは，米国精神医学会の診断基準DSM-5では「自閉スペクトラム症/自閉性スペクトラム障害」に該当します（表1）.

　自閉スペクトラム症は，スペクトラム（変動するものの連続体）であるため**「白か黒か」という風に明確に境界を示すことができず**，診断には至らない患者も少なくありません（図2）. また，自閉スペクトラム症の特徴は，大なり小なり我々すべての人がもっている特徴だと思います. **診断をつけることにこだわらず，患者の特徴をアセスメントして，より良いケアに活かすことが大切です.**

▶ 発達障害の特徴①（社会的コミュニケーションおよび対人的相互
　　反応における持続的な欠陥がある）

　表1の診断基準のA項目に該当します. A項目は，「対人関係の困難さ」に関する項目になります. より具体的に例をあげて特徴が把握できればと思います.

 初心者の処世術

> **〜困ったときは抱え込まずに相談しよう〜**
>
> 　発達障害の患者を担当すると，特に経験の浅い医師の場合，患者の訴えと病棟スタッフの困り感の訴えの間で「板挟み」になってしまうことが少なくありません. そのような場合，大抵は患者側のこだわりが強く，マイペースであるため病棟スタッフ側の意見に同調してしまい，患者に対して陰性感情が生じてしまいます. 何度注意しても理解されないため，より陰性感情は強まってしまうかもしれません. そうなってしまうと，患者のケアに良い影響はありませんし，患者との信頼関係も築けなくなってしまいます.
>
> 　発達障害が疑われて対応が困るような場合は，抱え込まずに速やかに精神科医や心理職などの専門家に相談することをお勧めします. また，そうした専門家の有無に関わらず，上級医や病棟スタッフとも自分の困り感を共有し，対応が難しいケースに全体で取り組んでいくことが重要です. 一人で抱え込まずに，「自分も困っている」というサインを周囲に共有することが大切です.

表1　DSM-5 自閉スペクトラム症/自閉性スペクトラム障害の診断基準

A. 複数の状況で社会的コミュニケーションおよび対人的相互反応における持続的な欠陥があり，現時点または病歴によって，以下のすべてにより明らかになる（以下の例は一例であり，網羅したものではない）．
  (1) 相互の対人的-情緒的関係の欠落で，例えば，対人的に異常な近づき方や通常の会話のやりとりのできないことといったものから，興味，情動，または感情を共有することの少なさ，社会的相互反応を開始したり応じたりすることができないことに及ぶ．
  (2) 対人的相互反応で非言語的コミュニケーション行動を用いることの欠陥，例えば，統合のわるい言語的と非言語的コミュニケーションから，視線を合わせることと身振りの異常，または身振りの理解やその使用の欠陥，顔の表情や非言語的コミュニケーションの完全な欠陥に及ぶ．
  (3) 人間関係を発展させ，維持し，それを理解することの欠陥で，例えば，さまざまな社会的状況にあった行動に調整することの困難さから，想像遊びを他者と一緒にしたり友人を作ることの困難さ，または仲間に対する興味の欠如に及ぶ．
B. 行動，興味，または活動の限定された反復的な様式で，現在または病歴によって，以下の少なくとも2つにより明らかになる（以下の例は一例であり，網羅したものではない）．
  (1) 常同的または反復的な身体の運動，物の使用，または会話（例：おもちゃを一列に並べたりものを叩いたりするなどの単調な常同運動，反響言語，独特な言い回し）．
  (2) 同一性への固執，習慣への頑なこだわり，または言語的，非言語的な儀式的行動様式（例：小さな変化に対する極度の苦痛，移行することの困難さ，柔軟性に欠ける思考様式，儀式のようなあいさつの習慣，毎日同じ道順をたどったり，同じ食物を食べたりすることへの要求）
  (3) 強度または対象において異常なほど，きわめて限定され執着する興味（例：一般的ではない対象への強い愛着または没頭，過度に限局したまたは固執した興味）
  (4) 感覚刺激に対する過敏さまたは鈍感さ，または環境の感覚的側面に対する並外れた興味（例：痛みや温度に無関心のように見える，特定の音または触感に逆の反応をする，対象を過度に嗅いだり触れたりする，光または動きを見ることに熱中する）
C. 症状は発達早期に存在していなければならない（しかし社会的要求が能力の限界を超えるまでは症状は完全に明らかにならないかもしれないし，その後の生活で学んだ対応の仕方によって隠されている場合もある）．
D. その症状は，社会的，職業的，または他の重要な領域における現在の機能に臨床的に意味のある障害を引き起こしている．
E. これらの障害は，知的能力障害（知的発達症）または全般的発達遅延ではうまく説明されない．知的能力障害と自閉スペクトラム症はしばしば同時に起こり，自閉スペクトラム症と知的能力障害の併存の診断を下すためには，社会的コミュニケーションが全般的な発達の水準から期待されるものより下回っていなければならない．
  注：DSM-IVで自閉性障害，アスペルガー障害，または特定不能の広汎性発達障害の診断が十分確定しているものには，自閉スペクトラム症の診断が下される．社会的コミュニケーションの著しい欠陥を認めるが，それ以外は自閉スペクトラム症の診断基準を満たさないものは，社会的（語用論的）コミュニケーション症として評価されるべきである．

〔日本精神神経学会（日本語版用語監修），髙橋三郎・大野　裕（監訳）：DSM-5 精神疾患の診断・統計マニュアル，医学書院，p49-50，2014 より許諾を得て転載〕

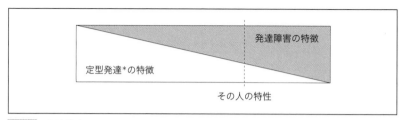

図2　発達障害のスペクトラムのイメージ

* 定型発達：発達障害ではない人々.

表2　「相互の対人的−情緒的関係の欠落」の具体例

・話が長い，話が一方的，話に前置きがない，話が飛ぶ
・話がかみ合わない
・自分の興味のある話ばかりする
・会話中の距離が近い
・一人でいることを好む
・受け身な態度の対人交流
・一方的すぎる対人交流
・他者と興味や感情を共有することが少ない

❶ 相互の対人的−情緒的関係の欠落

　対人関係の困難さのなかでも，会話や交流，興味や感情を共有すること
の困難さに関する症状がここに該当します．**「過度なマイペース」**と考える
と，イメージしやすいかもしれません（**表2**）.

❷ 対人的相互反応で非言語的コミュニケーション行動を用いること
　の欠陥

　対人関係の困難さのなかでも，言葉を使ったコミュニケーション以外の
困難さに関する症状がここに該当します（**表3**）. 我々が当たり前のように
自然に行っている「察する」「行間を読む」「空気を読む」などが困難であるた
め，**コミュニケーションエラー**が生じやすくなります.

❸ 人間関係を発展させ，維持し，それを理解することの欠陥

　対人関係の困難さのなかでも，**「社会性」の困難**さに関する症状がここに該当します（表4）．❶で示した「過度なマイペース」，❷で示した「察する」「行間を読む」「空気を読む」ことの困難さなどから，人間関係を構築して発展させていくこと，またそのような関係性を理解して社会生活を営むことに困難が生じます．

表3　「対人的相互反応で非言語的コミュニケーション行動を用いることの欠陥」の具体例

- ・人の気持ちや意図がわからない
- ・視線が合いにくく，表情が乏しい
- ・身振りや指差し（体の動き）が理解できない
- ・目線，眼差し（目の動き）が理解できない
- ・言外の意味が理解できない
- ・場の空気が読めない
- ・話の文脈が理解できない
- ・人の表情や話し方から感情を読み取ることが苦手
- ・人の気持ちを察して会話する，行動することが難しい
- ・暗黙の了解がわからない

表4　「人間関係を発展させ，維持し，それを理解することの欠陥」の具体例

- ・頭で考えたことをそのまま口にしてしまう
- ・理屈っぽい，難解な言葉，独特の言い回し
- ・本来の意味と異なる言葉の使い方
- ・独特のイントネーション（話に抑揚がない）
- ・場にそぐわない声やリアクションの大きさ
- ・言葉を字義通り受け取る（冗談や皮肉を真に受けてしまう）
- ・口頭指示が頭に入らない．具体的な指示でないと理解されにくい
- ・言われたことを場面に応じて理解するのが難しい
- ・「あれ」「これ」などの指示代名詞の示すことが理解されにくい
- ・普段どおりの状況や手順が急に変わると混乱する
- ・「適当に」などの加減がわからない
- ・見通しをつけるのが苦手
- ・会議などの場所で空気を読まずに発言してしまい，ひんしゅくを買う
- ・集団での活動・遊びが苦手
- ・たとえ話がわからない

> **表5**　「常同的または反復的な身体の運動，物の使用，または会話」
> の具体例

- ・「おうむ返し」(相手と同じ言葉を繰り返して言う)が多い
- ・独特の言い回しをする
- ・単純な常同運動(身体を揺する・指を鳴らすなど)
- ・反復的な物の使用(小銭を回す・おもちゃを一列に並べるなど)

▶ 発達障害の特徴②(行動，興味，活動の限局された反復的な様式)

　表1の診断基準のB項目に該当します．B項目は，「**こだわりの問題**」に関する項目になります．より具体的に例をあげて特徴が把握できればと思います．

❶ 常同的または反復的な身体の運動，物の使用，または会話

　こだわりの問題のなかでも，「同じことを繰り返す」ことを好むという傾向に関する症状がここに該当します(表5)．「**過度なルーティン**」と考えると，イメージしやすいかもしれません．

❷ 同一性への固執，習慣への頑なこだわり，または言語的，非言語的な儀式的行動様式

　こだわりの問題のなかでも，「同一性保持」という傾向に関する症状がここに該当します(表6)．物事の順序や配置が常に同じだと安心するため，**変化への対応が苦手な傾向**があります．

> **Dr 森田より**
> 　緩和ケアの臨床で筆者が時に出会うのは，「詳細に病状記録をつけている人」です．このタイプの人は順序立てて記録をつけることで物事を整理している特性(性質)の人が多く，ほかの方法に変えたり，口頭で言葉を中心に説明しようとするとうまくいかないことが多いですね．患者のつけている記録は変えずに，文章や図で説明するとだいたいはまとまりやすくなると思います．レスキュー薬の使用順も患者の決まった順番があるので，入院したときなど同じ順番になるように病室の床頭台などに「①…，②…(○○なときに使います)」などと書いておくと，初めての受け持ちでもお互いに安心なことが多いです．

表6 「同一性への固執，習慣への頑ななこだわり，または言語的，非言語的な儀式的行動様式」の具体例

- ・自分の考え方ややり方に固執する
- ・臨機応変な対応ができない
- ・優先順位をつけることが苦手
- ・切り替えが苦手
- ・決まったパターンと違うとかんしゃくを起こす
- ・儀式的な挨拶
- ・毎日同じ道順をたどる
- ・毎日同じ食事をとることなどにこだわる（偏食）

表7 「強度または対象において異常なほど，きわめて限定され執着する興味」の具体例

- ・細部にとらわれてしまい，最後まで物事を遂行することができない
- ・興味をもった領域に関して膨大な知識をもつ（鉄道，天文学，生物，地理，コンピュータ，テレビゲームなど）
- ・何かに没頭すると周りが見えなくなる
- ・一般的ではない対象への強い愛着または没頭（鍋や掃除機に強く惹かれるなど）
- ・過度に限局または固執した興味（公共交通の時刻表を何時間も書き出すなど）

❸ 強度または対象において異常なほど，きわめて限定され執着する興味

　こだわりの問題のなかでも，「**過度なこだわり**」に関する症状がここに該当します（表7）．「こだわり」自体は必ずしも悪いことではありませんが，過度にこだわってしまうが故に日常生活に支障が生じてしまいます．

❹ 感覚刺激に対する過敏さまたは鈍感さ，または環境の感覚的側面に対する並外れた興味

　こだわりの問題のなかでも，感覚に関する症状がここに該当します（表8）．感覚（視覚・聴覚・触覚・味覚・嗅覚）が**過敏すぎる場合**と，反対に**鈍すぎる場合**があります．

表8　「感覚刺激に対する過敏さまたは鈍感さ，または環境の感覚的側面に対する並外れた興味」の具体例

- ・音に対して過剰に反応する
- ・うるさい場所にいるとイライラしやすい
- ・洋服のタグはチクチクするから切ってしまう
- ・痛みに過度に反応する（注射を過剰に怖がるなど）
- ・タッチングを極端に嫌う
- ・手先が不器用
- ・特定の音に対して敏感（ドライヤーや子どもの泣き声などを過度に苦痛に感じる）
- ・対象を過度に嗅いだり触れたりする
- ・光や規則性のある動きがあるものを見ることに熱中する

▶ **発達障害の特徴③（症状は発達早期に存在していなければならない）**

　表1の診断基準のC項目に該当しますが，発達障害は「もともと生まれもった特性」であるため発達早期，つまり幼少期からその傾向が存在するというのが大切なポイントです．「もともとは発達障害でなかったけれど，あるときから発達障害になった」ということはありません．**「幼少期から特徴が存在する」**というのがポイントで，これは他の精神疾患（うつ病，適応障害，認知症，統合失調症など）との鑑別に役立ちます．

▶ **発達障害の特徴④（その症状は，社会的，職業的，または他の重要な領域における現在の機能に臨床的に意味のある障害を引き起こしている）**

　発達障害の症状があっても，社会生活・日常生活において支障をきたしていない場合は診断がつくレベルではありません．**社会生活・日常生活においてその症状が支障をきたす原因になっている**ことが発達障害の特徴になります．

　ただし，発達障害の特徴はありながらも，それまでは能力的に対応できる環境であったため顕在化しなかった，というケースがあります．たとえば「部署移動」「管理職への昇進」などをきっかけに顕在化することがあります．そうした場合，新たな環境にスムーズに適応することができずに気持ちの落ち込みや不安が持続する「適応障害」という状態になることがあります．そうした際は，**本人の特徴を活かせるように職場や産業医などと相談しながら環境調整を行うことが大切です．**

[発達障害の患者へのアプローチ]

　薬物療法のエビデンスは乏しいため，患者の特性に合わせた支援を行うことが大切です．以下に具体的な例をあげます．これらは一般的に発達障害の患者へのアプローチとして有効とされている内容です．しかし，何より大切なのはまずはその患者の特性を理解することです．その患者を理解し，関わる医療スタッフで具体的な対応について，あるいはケアで工夫できる点について検討し，**その患者オリジナルのオーダーメイドのケア**を検討していくことが求められます．ケアを行う際に，大切なポイントは大きく2つあります．

▶ ケアの際には「本人の視点に立つ」ことを心がける

　発達障害の患者は，独特の世界観(こだわり)をもっていることが多く，その特性について我々が十分に理解する必要があります．本人の視点に立たずに医療者側から見ると，「普通はそんな風に考えないのに！」と怒りの気持ちが生じるかもしれません．それは，患者に対して陰性感情が生じることにつながり，患者に対するケアにもマイナスに作用してしまいます．

　そこで，発達障害の患者をケアする際には，より「**本人の視点に立つ**」ことを心がけるとよいでしょう．そうすることで，普通はこういう風に考えるけれど，「この患者の視点に立つと，そう考える(見える)のだなあ」というように患者への理解が進みます．独特の世界観を，医療者自身がその患者になったつもりで，想像力を働かせて「本人の視点」から見てみることが大切です(図3)．そうすることで，患者に対する関わり方やケアに対する工夫の方法

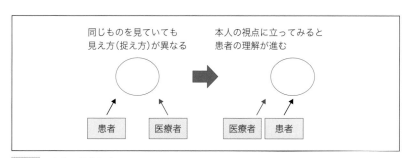

図3　本人の視点に立つ

が見出せることにつながります．医療者側の一方的な視点だけで考えていると，患者側からすると一方的に無理なことを強いられているように感じているかもしれません．**俯瞰的な視点で，患者・医療者双方の考え方や物の見方の違いを意識**しながら，そのなかでどのようにすれば良い医療が提供できるのかを考えていくことが大切です．

▶ 説明や指示は具体的に行い，視覚的な方法も活用する（表9）

　発達障害の患者は，相手の話や状況，その他の情報から「想像すること」，具体的には，目の前に示されている事柄以外の体験や情報を踏まえて考えること，抽象的・象徴的事柄を理解しながら反応するということが苦手です．これは，表面的な理解しかできずに話がかみ合わない，などのコミュニケーションエラーにつながります．したがって，**説明や指示は極力具体的・明確に行う**ようにしましょう．言葉だけでなく，**視覚的な方法（図や文書など）で伝える**ことも有用です．また，これは説明しなくても当たり前であろうと思うことでも患者が気づいていない点については，具体的に説明するようにしましょう（図4, 5）．

　また，急なスケジュールの変更に対応することが苦手であるため，極力スケジュールどおりに進めていくことが大切です．しかし，医療に急を要する検査や治療はつきものです．**急なスケジュール変更が生じた際には，その理由と必要性，どのような変更になるかを具体的に丁寧に説明する**ことが大切です．

> **Dr 森田より**
> 　スケジュールがわかるようにするという対応法は，特に有効な場合が多いと思います．たとえば，「10：00　放射線照射のときの痛みを減らすために，予防として注射を1本，点滴を1本します．11：00　病棟から放射線治療室に移動します．11：15　放射線治療を始めます」のようなスケジュール表を，患者にも当日の受け持ちの看護師にもわかるように紙に書いて貼っておくなどで，双方のストレスがかなり減ります．

表9　発達障害の患者への対応例

- 具体的な言い方を心がける
- 当然と思われることも丁寧に説明する
- 代名詞を使うときは名詞をつける
- 繰り返し説明する
- 短い文を心がける
- わかりやすく紙に書く
- 見通しをなるべく正確に伝える
- 適宜選択肢を提示する
- 静かな場所を設定する

本日(○月○日)のスケジュール

9時50分	看護師が声をかけるので，病室にいてください
10時	CT検査
13時50分	看護師が声をかけるので，病室にいてください
14時	リハビリテーションルームでリハビリ(30分間)
15時50分	主治医が声をかけるので，病室にいてください
16時	主治医から面談室で治療の説明

※予定の変更があるときは，説明します

図4　具体的な1日のスケジュールの説明例(入院患者の場合)

治療スケジュール

検査 →	治療 →	経過観察
(外来)	(入院)	(外来)
予定している検査 ・採血 ・レントゲン ・心電図 ・CT検査	○月○日入院 ○月○日手術 入院期間：2週間の予定 ※術後の経過で入院期間が変更になる場合があります．そのときは改めて説明します．	退院2週間後に外来で経過を診察します

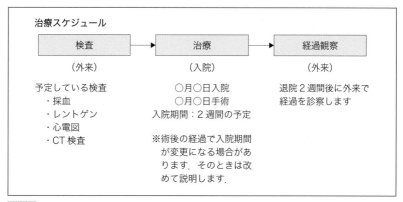

図5　具体的な治療スケジュールの説明例(手術予定の患者の場合)

私のプラクティス

～診察のポイントは「先入観をもたないこと」「本人の視点に立つこと」～

　発達障害が疑われる患者を診察する際は，特に「先入観をもたずに」「本人の視点に立って」患者の話を丁寧に聴くことを心がけています．発達障害の患者を診察する場合，事前に病棟スタッフからの困っているエピソードを直接的あるいはカルテから間接的に聴くことが多く，どうしてもネガティブな先入観をもってしまいがちです．しかし，先入観をもって診察に臨むと，こちらの一方的な物の見方しかできなくなり適切なアセスメントができません．したがって，事前に得られる情報は得た上で，患者の前に立ったら「一度頭の中を真っ白にして」話を一から丁寧に聴いていきます．

　また，本人の視点に立って話を聴いていくことを心がけています．そうすることで，患者の世界観が理解しやすくなります．発達障害の患者の場合，患者の世界観と，一般的な考え方にギャップが存在します．「そのギャップをどう埋めていくか」を考えることが，患者へのケアの工夫を考える手がかりになります．

文献

1）髙橋三郎，大野　裕（監訳）：DSM-5 精神疾患の分類と診断の手引，医学書院，東京，2014
　▷ 精神疾患の分類と診断について，ポケットサイズにまとめられた手引書です．

2）小山敦子（編）：がん診療における精神症状・心理状態・発達障害ハンドブック，羊土社，東京，2020
　▷ がん診療における精神症状・心理状態・発達障害への対応について実践的に記された入門書です．

3）Bishop-Fitzpatrick L et al：A systematic review of psychosocial interventions for adults with autism spectrum disorders. J Autism Dev Disord **43**：687-694, 2013
　▷ 自閉スペクトラム症の大人に対する，心理社会的支援のシステマティックレビューです．

4. パーソナリティ障害
〜振り回されて労力のいる患者で考えること〜

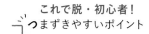
これで脱・初心者!
つまずきやすいポイント

① 「パーソナリティ障害＝境界性パーソナリティ障害」ではありません.
どのようなパーソナリティ障害なのか慎重に見極めましょう.

② 本人よりも，関わる医療者や家族が困ることが多いです．患者の診断名
や対応を医療者や家族と共有し，患者へのケアに活かすことが大切です.

③ 患者の特徴や関わる上で気をつけるべき点について，医療者と情報共
有することが大切です．安易に診断をつけて誤解につながらないよう
にしましょう.

① 「パーソナリティ障害＝境界性パーソナリティ障害」ではない

　パーソナリティ障害というと，まず境界性パーソナリティ障害が思い浮か
ぶのではないでしょうか？

　筆者が以前，病棟のコンサルトで担当した患者の話です．「病棟ルールが
守れない」「看護師に怒りをぶつける」などで困っていると病棟から訴えがあ
り，担当医から連絡を受けて患者を診察しました．最初は境界性パーソナリ
ティ障害を疑い，病棟全体で「枠組みの設定」「適度な距離感」「情報共有と対
応の統一」が大切であると情報共有し，以降関わる医療者で上記を意識しな
がら対応していました.

　しかし，その後も患者の怒りの表出や病棟ルールが守れないことは変わら
ず，関わる医療者全体の患者への陰性感情はますます強くなってしまいまし

た．「そもそも見立て(診断)が誤っていたのではないか？」と思い直して改めて時間をとって診察すると，「なぜ，自分は特別なのにほかの患者と同じように対応されるのか」「きっと自分のことを嫉妬しているからなのではないか」と話されました．改めて診断について上級医も含めて再検討したところ「自己愛性パーソナリティ障害」なのではないか？　という結論になりました．そこで病棟でミーティングを行い，見立て(診察)が誤っていたことについて皆に謝罪し，改めて「自己愛性パーソナリティ障害」の特徴を共有した上で，患者への統一した対応を全体で行っていく方針となりました．患者の「自身が特別である」という認識を脅かさないように注意しつつ，それでも提供できる医療の限界や守るべきルールについて丁寧に説明しながら関わったところ，患者も少しずつ落ち着いて過ごせるようになりました．

　パーソナリティ障害といっても，それが「どのようなパーソナリティ障害なのか」によって対応法が大きく異なります．**安易に「パーソナリティ障害＝境界性パーソナリティ障害」とは考えずに，慎重に見極める必要があります．**

② 本人よりも関わる医療者や家族が困ることが多い

　境界性パーソナリティ障害や自己愛性パーソナリティ障害の患者は，**患者自身は困っておらず，関わる医療者や家族が困っていることが多いです．**もちろん，患者自身が自らパーソナリティ障害に伴う症状により日常生活に支障をきたして困っている場合もありますが，頻度としては低いと思います．

　したがって，患者自身に診断名を伝えることは，患者からすると大きな負担になります．患者自身が困っていないのに突然「あなたは境界性パーソナリティ障害です」「あなたは自己愛性パーソナリティ障害です」と言われても到底受け入れられず，激しい怒りを表出する可能性が高いです．**患者の診断名や対応については医療者や家族と共有し，患者へのケアや関わり方に活かすようにしましょう．**

③ 患者の特徴や関わる上で気をつけるべき点について医療者と情報共有する

　「境界性パーソナリティ障害」という用語は，その用語の響きやこれまでに

患者の対応で苦労した体験などから，医療者にネガティブな印象を抱かせる可能性があり注意が必要です．**境界性パーソナリティ障害と診断される場合であっても，安易に診断をつけて誤解につながらないようにする必要があります**．たとえば，カルテに「境界性パーソナリティ障害」と記載すると，その記載を確認した医療者にネガティブなイメージだけが先行してしまい，患者に対して陰性感情が生じる可能性があります．患者に陰性感情が生じると，患者の病室へ訪問頻度が減る，患者と話す時間が減る，など患者とのコミュニケーションが減ってしまい余計に関わりが難しくなってしまいます．したがって，安易に「境界性パーソナリティ障害」と診断するのではなく，患者のパーソナリティやそれに付随する症状について丁寧に説明し，最適な対応法について関わる医療者全体で検討していくことが求められます．

「自己愛性パーソナリティ障害」は，「境界性パーソナリティ障害」ほど十分には浸透しておらず，医療者でも正しい理解が得られていない場合が多いと思います．したがって，安易に診断をつけても実際の臨床には役に立たず，患者に対する誤解や陰性感情を強めてしまうことにつながる恐れがあります．「自己愛性パーソナリティ障害」と診断がつくようなケースでも，安易に診断をつけるのではなく，**その患者がどのような特徴をもっていて，どういうことに気をつけて対応すればよいのかについて，丁寧に情報共有する**ことが求められます．定期的にミーティングの機会を設けてスタッフの困り感を聞く，困った際にはいつでも相談に乗るというメッセージを関わるスタッフに伝えておくと，安心してケアに当たることができ，それが患者のためにもなると思います．

> **Dr 森田より**
> 　発達障害と同様，診断（見立て）は患者に役立てるための道具に過ぎないので，臨床現場としては「だから○○という対応がいいらしいよ」「へえ〜」というように，その後の対応の仕方に焦点が当たるといいですね．

［パーソナリティ障害とは］

　振り回されて労力のいる患者のアセスメントとして，パーソナリティ障害を鑑別に入れる必要があります．人間にはさまざまな性格・特性がありますが，大多数の人とは異なる反応や行動をすることで本人が苦しんだり周囲が困ったりする場合，つまり**日常生活に何らかの支障をきたすような状態になると「パーソナリティ障害」と診断されます**．認知（ものの捉え方や考え方），感情のコントロール，対人関係といった種々の精神機能の偏りから生じるものです．

　パーソナリティ障害は，その名のとおり「パーソナリティ」つまり「性格・特性」が病態の中核なので，根本的には**薬物療法による治療が困難**である点が，ほかの精神疾患と大きく異なります．中核的な病態に対する薬物療法の治療適応はありませんが，パーソナリティ障害に伴う衝動性のコントロールや，感情の起伏，気持ちの落ち込みなどに対して向精神薬を用いることもあります．しかし，患者が処方した向精神薬に依存する，乱用する，過量服薬してしまう可能性があり，安易な処方にはリスクが伴います．したがって，**衝動性が高い，感情の起伏が激しい，気持ちの落ち込みが強いなどの薬物療法の適応が考えられるようなケースでは，精神科医に相談した上で**薬物療法の適応を慎重に検討することをお勧めします．

　パーソナリティ障害はいくつかのグループに分類されますが，ここでは臨床場面で特に困ることが多い「境界性パーソナリティ障害」と「自己愛性パーソナリティ障害」について解説します．

［境界性パーソナリティ障害］

▶ 境界性パーソナリティ障害の診断と特徴

　境界性パーソナリティ障害の診断基準には，米国精神医学会の診断基準DSM-5を用いるのが一般的です（表1）．この9つの診断項目について，より具体的に例をあげて特徴を把握したいと思います．

| 表1 | DSM-5境界性パーソナリティ障害の診断基準 |

対人関係，自己像，感情などの不安定性および著しい衝動性の広範な様式で，成人期早期までに始まり，種々の状況で明らかになる．以下のうち5つ（またはそれ以上）によって示される．
(1)現実に，または想像の中で，見捨てられることを避けようとするなりふりかまわない努力（注：基準5で取り上げられる自殺行為または自傷行為は含めないこと）
(2)理想化とこき下ろしとの両極端を揺れ動くことによって特徴づけられる，不安定で激しい対人関係の様式
(3)同一性の混乱：著明で持続的に不安定な自己像または自己意識
(4)自己を傷つける可能性のある衝動性で，少なくとも2つの領域にわたるもの（例：浪費，性行為，物質乱用，無謀な運転，過食）（注：基準5で取り上げられる自殺行為または自傷行為は含めないこと）
(5)自殺の行動，そぶり，脅し，または自傷行為の繰り返し
(6)顕著な気分反応性による感情の不安定性（例：通常は2〜3時間持続し，2〜3日以上持続することはまれな，エピソード的に起こる強い不快気分，いらだたしさ，または不安）
(7)慢性的な空虚感
(8)不適切で激しい怒り，または怒りの制御の困難（例：しばしばかんしゃくを起こす，いつも怒っている，取っ組み合いの喧嘩を繰り返す）
(9)一過性のストレス関連性の妄想様観念または重篤な解離症状

〔日本精神神経学会（日本語版用語監修），髙橋三郎・大野　裕（監訳）：DSM-5 精神疾患の診断・統計マニュアル，医学書院，p654，2014より許諾を得て転載〕

❶ 現実に，または想像の中で，見捨てられることを避けようとするなりふりかまわない努力

　自分が見捨てられたり無視されたりしたと感じると，強い恐れや怒りを感じます（**見捨てられ不安**）．たとえば，自分にとって重要な人が約束に数分遅れたり，約束をキャンセルしたりするとパニック状態に陥ったり，激怒したりすることがあります．患者はこのように見捨てられるのは自分が悪いからだと考え，見捨てられないように過剰なまでに努力を行います．**見捨てられることを恐れるのには，孤独になりたくないという心情が関係**しています．

❷ 理想化とこき下ろしとの両極端を揺れ動くことによって特徴づけられる，不安定で激しい対人関係の様式

　患者は，**他人に対する見方を急激かつ劇的に変える傾向**があります．関係の早期には，患者は面倒を見てくれる人や恋人になる可能性のある人を過度に理想化し，多くの時間を一緒に過ごして，あらゆるものを共有する

145

よう求めます．しかし，ある日突然，患者は相手が十分に自身を気づかっ
てくれないと感じ，幻滅してしまいます．その後は，これまでとは打って
変わって相手をけなしたり，相手に怒ったりすることがあります．この理
想化から幻滅への突然の移行は，**患者の白か黒か（良いものと悪いものの
二極化，グレーゾーンがない）という思考**を反映しています．

　また患者は，目標を達成しそうになったときに自らダメにすることが多
い傾向があります．たとえば，卒業直前に学校を退学したり，うまくいき
そうな人間関係をダメにしたりすることがあります．

> **Dr 森田より**
>
> 　筆者は，患者にしろ家族にしろ，極端にほめられたり好意をもたれて
> いると感じるような言動には，ちょっと身を引いて考えるようにしてい
> ます．パーソナリティ障害でなくても，相手の理想化はセンシティブな
> 状況下では生じやすく，自分が常に対応できる範囲なら問題ありません．
> ただ多くの医療者は，ほかの患者の対応やイベントなどで対応できない
> ときがあります．「出張なら仕方ない」「交代だからいないときはよい」と
> ならずに，「もう信じられない」と極端な幻滅になってしまうと，かえっ
> て双方にとってよくありません．緩和ケアに関わる医療者は，意識して
> いる場合も意識していない場合もありますが，「人に良いと思われるこ
> とをしたい」と思っている人が多く，それは自分の行動に注意が必要な
> 特性だと思います．

❸ 同一性の混乱：著明で持続的に不安定な自己像または自己意識

　患者は自己像を突然かつ劇的に変えることもあり，**自分の目標，価値観，
意見，職業，または友人を突然変える**ことがしばしばみられます．あると
きには愛情を強く求めていたのに，次の瞬間には不当な扱いを受けたと
言って，当然のように怒りを表出することがあります．

❹ 自己を傷つける可能性のある衝動性で，少なくとも2つの領域に
わたるもの

　患者の衝動性が，自傷行為につながることが多い傾向があります．患者
は賭け事をしたり，安全ではない性行為をしたり，過食をしたり，向こう
見ずな運転をしたり，物質を乱用したり，浪費したりします．自殺の行動，

演技，脅しと自傷行為(刃物で切る，熱傷を負うなど)がみられます．

❺ 自殺の行動，そぶり，脅し，または自傷行為の繰り返し

❹で示したような自己破壊的な行動の多くは，本当に自殺しようと意図したものではありませんが，このような患者の**自殺リスクは一般集団より約40倍高く，患者の約8〜10%が自殺により死亡しています**．このような自己破壊的な行動は，通常は養育者または恋人による拒絶，見捨てられる可能性，または失望により引き起こされます．

❻ 顕著な気分反応性による感情の不安定性

気分の変化(強い不快気分，イライラ感，不安など)は通常数時間しか続かず，数日以上続くことはまれです．この気分の変化は，うつ病などの気分障害とは異なり，境界性パーソナリティ障害の患者の対人ストレスに対する極度の敏感さから生じています．

❼ 慢性的な空虚感

患者は，自分を気づかってくれる人が周囲にいない場合などに，自分が全く存在しないように感じることがあり，**自分の内面を空虚に感じることが多い傾向**があります．これらは一時的なものではなく，慢性的に続きます．

❽ 不適切で激しい怒り，または怒りの制御の困難

患者は**自分の怒りをコントロールすることが難しく，不適切で強い怒りを表出する**ことがあります．患者は自分の怒りを痛烈な皮肉，嫌味，または怒りのこもった内容で多弁に語ることがあり，無視された，または見捨てられたことについて，面倒を見てくれる人や恋人に対して非難，攻撃することが多くなります．そのように怒りを爆発させたあと，患者はしばしば羞恥心と罪悪感を抱き，自己肯定感の低さをより強めてしまいます．

❾ 一過性のストレス関連性の妄想様観念または重篤な解離症状

　一過性にストレスに関連する内容の妄想的な考えが出現することや，身体的に異常がないにもかかわらず一時的に意識が混濁(この間の行動を覚えていないことが多い)する解離症状が出現することがあります．

▶ 境界性パーソナリティ障害へのアプローチ

　アプローチのなかで大切なポイントは，大きく分けて2つあります．

❶ 安定した治療関係を築くポイント

　境界性パーソナリティ障害の患者は，見捨てられ不安，理想化とこき下ろし，極端で不安定な対人様式などの特徴から，**安定した人間関係を築いていくことが難しい傾向**があります．このような患者とできる限り安定した治療関係を築き，適切な治療を継続していくためには**表2**の内容を意識して関わることが大切です．

a. 枠組みの設定

　患者自身が望むような対応を医療者が提供できているうちはよいですが，徐々に診察時間が長くなる，診察時間外の対応を求められる，特別な対応を求められる，など対応が困難になってくることがあります．そうすると，それまで医療者を理想化していた患者は一転して，「なんで対応してくれないのか」と医療者側をこき下ろし，激しい怒りを表出されトラブルになることがあります．こうなることを未然に防ぐためには，境界性パーソナリティ障害の患者と関わる際には**できるだけ早期に「枠組みの設定」を行う**ことが大切です．具体的には，診察時間は1回あたり○分程度まで，予約外の緊急での診察や電話相談などは原則行わないことなどを患者と決

表2　境界性パーソナリティ障害の患者で大切な関わり方

安定した治療関係を築くために意識すべきこと
①枠組みの設定
②適度な距離感
③情報共有と対応の統一

めておくとよいでしょう．また，病院それぞれで提供できる医療資源には
限りがあります．したがって，提供できる医療の限界についてもあらかじ
め情報提供しておく必要があります．「枠組み」がなぜ必要かというと，患
者が自立して生活できるようにすることが精神科医療の目的の1つだから
です．枠組みがないと医療者に依存してしまうようになり，自立した生活
ができなくなってしまいます．

> **Dr 森田より**
> 　少し話がそれますが，ホスピスケアにおいて「家族になりなさい」と
> 「家族のようにケアしてはならない」の課題とよばれるものがあります．
> 前者はセント・ジョセフ・ホスピスなど歴史の長いホスピスに，後者は
> セント・クリストファー・ホスピスなど近代のホスピスにみられます．
> 筆者の属する聖隷ホスピスでは，黎明期に前者のスタンスをとっていま
> した．そのなかで「枠組みの設定」は異質なものでしたが，数年に何回か
> は精神科医のアドバイスの元に登場していました．

b. 適度な距離感

　患者は，最初は見捨てられまいと医療者に過度に従順であり，親密にな
ろうとする傾向があります．どうしても患者と関わっていくうちに距離感
が近くなりがちですが，そうなると客観的な判断ができなくなってしまい
ますし，枠組みが崩れてしまうことにつながります．また，患者はもとも
と対人関係での距離感のとり方が上手でないため，過度に距離感が近くな
りすぎてしまうと理想化・こき下ろしにつながってしまいます．これらを
未然に防ぐためには，患者の特性を意識して「仲良くなりすぎない」「遠くな
りすぎない」といった**一定の距離感を意識して継続的に「適度な距離感」で
関わる**ことが大切です．

c. 情報共有と対応の統一

　ところで，「**スプリッティング**」という言葉を聞いたことはありますか？
スプリッティングの例としては，たとえば医療者Aの前では従順な良い患
者なのに，医療者Bの前では拒絶的でルールを守れないなど，相手により
異なる態度を示すことがあります．また，医療者Aと医療者Bに対して話
す内容に一貫性がなかったり，「医療者Aの対応は良いけれども，医療者
Bの対応は悪い」などと周囲の患者や医療者に話すこともあります．そうす
ると，**医療者Aと医療者Bが抱く患者に対する評価が全く両極端なものに**

なってしまい，**医療者側のなかでの対立につながってしまいます**．これがスプリッティングという現象で，完全に患者に振り回されてしまっています．これを未然に防ぐためには，**患者のパーソナリティの特徴について，関わる医療者全体で共有し，対応を統一して継続的に情報共有していくこと**が大切です．

 初心者の処世術

〜俯瞰的に自分が置かれている状況を眺めてみよう〜

　境界性パーソナリティ障害の患者を担当すると，知らず知らずに振り回される，スプリッティングが生じて患者に対する医療者側の対立が起こり，板挟みになってしまう，などの大変な苦労を強いられることがあります．患者のために一生懸命に頑張っていても，患者からこき下ろされて怒りをぶつけられることもありますし，医療者からも同様に怒りをぶつけられるかもしれません．

　一度失敗体験をすると，「次から気をつけよう」と実感を伴って対策が立てられますが，そうでない場合は知識としてだけ知っていても実際に対応するのが難しいところがあります．

　患者に振り回されずに適切な治療関係を築くには，俯瞰的に自分が置かれている状況を眺めてみることを意識するとよいでしょう（図1）．一生懸命になっていると，つい視野が狭くなってしまいますが，「今の状況を，全く当事者とは無関係の人が見たらどう見えるだろうか？」という風に考えると「ちょっと患者さんに振り回されているかな」「患者さんと距離が近すぎるかもしれない」などと新しい気づきが得られます．しかし，これは簡単なことではないため，上級医や周囲の医療者とコミュニケーションをとって「自身が振り回されていないか」「患者と距離が近すぎないか」について定期的に意見を求める機会をもつようにするとよいでしょう．

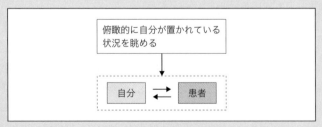

図1　境界性パーソナリティ障害の患者と関わる上で大切な視点

❷ 自殺企図に対するケア

　患者に「死んでしまいたい」という発言や，過量服薬やリストカットなどの危険な行動がみられることがあります．これらの多くは衝動性や自己破壊的な行動から来ていると考えられますが，**決して意図したものでなくとも，結果的に自殺につながってしまう可能性は否定できません**．これらはアピール的なこともあり安易に捉えてしまうこともありますが，注意が必要です．

　前述の「**枠組みの設定**」「**適度な距離感**」「**情報共有と対応の統一**」の対応を心がけながらも，**自殺につながってしまうリスクも考慮に入れながら**患者との治療関係を築きつつバランスよく関わっていく必要があります．自殺のリスク評価や対応についてはp50「第2章-1．希死念慮～「死にたい」と言っている～」を参照ください．

 ### 私の失敗談

～境界性パーソナリティ障害に対するアンテナを張って適切に対応しよう～

　外来で担当していた20歳代女性の患者の話です．気持ちの落ち込みや不眠を主訴に受診され，以降外来で支持的な傾聴と不眠に対する薬物療法を行っていました．人間関係が長続きせず，友人は少なく，交際するパートナーも短期間で変わっていくような背景がありました．ストレスが溜まると衝動的にリストカットし，お酒を飲んで紛らわせていました．最初は，こちらの助言にも素直に応じるようないわゆる「良い患者」という印象で，これまでに両親との折り合いがよくなかったこと，友人に裏切られたエピソードなど，患者の話す内容がとても不憫に感じられる内容であったため親身に寄り添い話に耳を傾けていました．また，不眠に対する薬物療法に難渋し，最初はさまざまなリスクを考慮して非ベンゾジアゼピン系の睡眠薬で調整していましたが，そのうちに患者の希望もありベンゾジアゼピン系の睡眠薬を数種類処方するような状況になってしまいました．

　しばらくすると，患者の診察時間が自然と長時間に及んだり，予約外の電話相談や緊急受診が増加したりしました．また，睡眠薬についてもできるだけの長期処方や追加投与分の処方なども求められるようになり，要求がエスカレートしていきました．いわゆる「良い患者」だと思って親身になって接していたこ

ともあり，最初は「仕方ないな」と思ってできる限り要求に応じていましたが，だんだん対応が困難になってきました．ある日，患者にこれ以上の対応はできないということを改めて説明したところ，豹変したように顔色を変えて怒りを爆発させました．それまでは筆者のことを「良い先生」「信頼できる先生」とほかの医療者に話していたのに，一転して「ちゃんと話を聞いてくれない」「対応してくれない」などと悪い評判を流すようになりました．処方していた睡眠薬を過量服薬しては救急外来受診をすることも増えました．「担当医を変えてほしい」という訴えも強まり，困った筆者は上級医に相談することにしました．

　上級医に相談したところ，患者は境界性パーソナリティ障害と考えられ，理想化とこき下ろしがみられているのだと説明してくれました．「ここで患者の要望どおりに担当医を変更してしまうと，またその担当医が気に入らなくなった際に同じことを繰り返してしまい，安定した治療関係を築けないため変えないほうがいい」という助言をもらいました．境界性パーソナリティ障害については知識としては知っていましたが，いざ患者と関わると「自分が知らず知らずに巻き込まれている」ことに気がつきにくいということを実感しました．

　この失敗から，境界性パーソナリティ障害の患者に巻き込まれることの大変さと，それに気がつくことの難しさを身をもって理解しました．常に境界性パーソナリティ障害に対するアンテナを張っておく必要があること，自分が患者に過剰な対応や特別な対応をしているような場合には（まず，ここに気づくことが大切ですが），早めに上級医に相談するのがよいことを学びました．

［自己愛性パーソナリティ障害］

▶自己愛性パーソナリティ障害の診断と特徴

　自己愛性パーソナリティ障害の診断基準は，米国精神医学会の診断基準DSM-5を用いるのが一般的です（表3）．この9つの診断項目について，より具体的に例をあげて特徴が把握できればと思います．

❶ 自分が重要であるという誇大な感覚

　自分の能力を過大評価し，自分の業績を誇張します．自分が優れている，独特である，または特別であると考えています．患者の自分の価値および

| 表3 | DSM-5自己愛性パーソナリティ障害の診断基準 |

誇大性(空想または行動における), 賛美されたい欲求, 共感の欠如の広範な様式で, 成人期早期までに始まり, 種々の状況で明らかになる. 以下のうち5つ(またはそれ以上)によって示される.
(1)自分が重要であるという誇大な感覚(例:業績や才能を誇張する, 十分な業績がないにもかかわらず優れていると認められると期待する)
(2)限りない成功, 権力, 才気, 美しさ, あるいは理想的な愛の空想にとらわれている
(3)自分が"特別"であり, 独特であり, 他の特別なまたは地位の高い人達(または団体)だけが理解しうる, または関係があるべきだ, と信じている
(4)過剰な賛美を求める
(5)特権意識(つまり, 特別有利な取り計らい, または自分が期待すれば相手が自動的に従うことを理由もなく期待する)
(6)対人関係で相手を不当に利用する(すなわち, 自分自身の目的を達成するために他人を利用する)
(7)共感の欠如:他人の気持ちおよび欲求を認識しようとしない, またはそれに気づこうとしない
(8)しばしば他人に嫉妬する, または他人が自分に嫉妬していると思い込む
(9)尊大で傲慢な行動, または態度

〔日本精神神経学会(日本語版用語監修), 髙橋三郎・大野　裕(監訳):DSM-5 精神疾患の診断・統計マニュアル, 医学書院, p661, 2014より許諾を得て転載〕

業績についての**過大評価は, しばしば他者の価値および業績の過小評価が含まれます**.
　俗に言う「**ナルシスト」が過剰になっている状態**と考えるとわかりやすいかもしれません. ただし, 単なる「ナルシスト」と異なるのは, これらの誇大な感覚が日常生活に支障をきたすレベルであることです.

❷ 限りない成功, 権力, 才気, 美しさ, あるいは理想的な愛の空想にとらわれている

　患者は**大きな業績という空想(圧倒的な知能または美しさについて賞賛**されること, **名声および影響力をもつこと, または素晴らしい恋愛を経験することなど)にとらわれています.**
　誰しも成功, 権力, 才気, 美しさ, 理想的な愛を求めるという側面はあると思いますが, それが過剰であり過度に執着している状態です.

❸ 自分が"特別"であり，独特であり，他の特別なまたは地位の高い
　　人達(または団体)だけが理解しうる，または関係があるべきだ，
　　と信じている

　普通の人とではなく，**自分と同様に特別で才能のある人とのみ関わるべきであると考えています．**

　客観的に見て明確な根拠もなく，自身を「特別な存在」とみなしており，自身は「特別なグループ」に所属していなければならない，あるいはそうあって然るべきだと考えています．したがって，自分が望むような特別な存在(たとえば，裕福なパートナーと結婚する，最難関の大学に合格するなど)になれなかった際には非常に不安定になります．

❹ 過剰な賛美を求める

　自身を「特別な存在」と認識しており，常に賞賛を受ける必要があるため，患者の自尊心は他者からの肯定的評価に依存し，このため通常は非常に脆弱です．しばしば他者が自分のことをどのように考えているかを注視しており，自分がどれだけうまくやっているかを評定しています．**他者による批判ならびに恥辱感および敗北感を味わわせる失敗に敏感**であり，これらを気にしています．

❺ 特権意識

　特別な対応を受けることが当然という認識であるため，**特別有利な取り計らいを受けられなかった場合に激しい怒りを表出する**ことがあります．

❻ 対人関係で相手を不当に利用する

　自分と同様に「特別な」人々との付き合いは患者の自尊心を裏付け，高めるために不当に利用されることがあります．

❼ 共感の欠如

自分が優れている，独特である，または特別であると考えており，他者の気持ちに気づきにくい特徴があります．**周囲からは「わがままだ」「自己中心的だ」と捉えられる**かもしれません．

❽ しばしば他人に嫉妬する，または他人が自分に嫉妬していると思い込む

自分が特別であると考えているため，自分よりも特別な存在に嫉妬することもあれば，自分よりも特別でない存在に対しては「**自分は嫉妬されているのではないか**」といった認識をもつ傾向があります．

❾ 尊大で傲慢な行動，または態度

自分が優れている，独特である，または特別であるという認識が常にあるために，自然にその行動や態度は尊大で傲慢なものになりがちです．

▶ 自己愛性パーソナリティ障害へのアプローチ（表4）

❶ 患者の認識に一定の理解を示す

患者がパーソナリティとして「自身は特別である」と捉えている傾向があることを十分に認識することが大切です．そのことを頭ごなしに否定・非難すると，患者は怒りを爆発させ，治療関係を築くことが困難になります．したがって，そうした**患者の「自身は特別である」という認識を脅かさないよう**，たとえ表面上だけであっても一定の理解を示しつつ，治療関係を築くために守ってほしいルールや提供できる医療の限界を丁寧に説明する必要があります．

表4 自己愛性パーソナリティ障害の患者で大切な関わり方

安定した治療関係を築くために意識すべきこと
①患者の認識に一定の理解を示すこと
②情報共有と対応の統一

❷ 医療者間での情報共有と対応の統一

　自己愛性パーソナリティ障害の患者に限らず，一番最初に患者を診察する際には，なるべく疾病や治療に関する情報だけでなく，これまでの生活歴や仕事の話，趣味など，その患者の人となりがどうであるのかを把握できるように丁寧に話を聞くようにしています．そのなかで，なるべくその患者の特徴を捉え，必要に応じて関わる医療者全体で情報を共有します．特に自己愛性パーソナリティ障害の患者では，この情報共有がとても大切になります．関わる医療者がなるべく患者に陰性感情を抱かないように，時に患者に少しでも好感がもてるようにユーモアを交えながら，患者の特徴や対応において注意すべき点についてできるだけ具体的に共有します．

　患者の行動に振り回されると情緒的にも身体的にも疲弊してしまいますが，**まずはどんなに大変そうな患者であっても，「人」として関心をもって丁寧に話を聞くことがアセスメントにおいて何より大切**だと感じています．

　また，**関わる医療者によって患者への対応が異なると，特定の医療者が過度に非難されるなどトラブルにつながる**ことがあります．したがって，関わる医療者全体で情報共有を十分に行い，統一した対応を行うことが大切になります．

　患者への説明の際は，担当医がその役割を担うことは十分に可能だと考えられますが，もし担当医の説明で納得しない場合は，**上級医などの「上の立場」の医療者から説明されると患者も「特別な対応をされている」と認識して理解が得られやすい**ことがあります．どうしても自身の説明だけでは納得しない場合は，上級医に相談してみることをお勧めします．

初心者の処世術

〜一人で抱え込まずに情報共有を〜

　自己愛性パーソナリティ障害の患者は，特別な対応を求める傾向があり，それは各施設の限られた医療資源のなかでは提供できないことも少なくありません．そうすると，患者が怒りを爆発させて関わる医療者に怒りをぶつけることがあり，担当医が患者と医療者の間で板挟みになってしまうことがあります．担当医自身が直接怒りをぶつけられることもあると思います．いわゆる「わがまま」な患者という認識が強くなり，患者に対する陰性感情が強くなってしまいます．

　したがって，このような構図を未然に防ぐため，あるいは大きなトラブルに至らないようにするためには，関わる医療者全体で情報共有を行い「この患者は，大変な患者なんだ」という共通認識をもちつつ，そのなかでどのように統一した対応を行っていくかを定期的に検討することが大切になります．一人で抱え込むと労力が大きく，匙を投げたくなるような気持ちになると思いますが，「自分も対応に困っているが，何とか治療を完遂するために全体で取り組んでいこう」というスタンスで関わることで，関わる医療者一人ひとりの心理的・身体的負担の軽減やチーム医療の一体感の醸成につながります．

文献

1）髙橋三郎，大野　裕（監訳）：DSM-5精神疾患の分類と診断の手引，医学書院，東京，2014
　▷ 精神疾患の分類と診断について，ポケットサイズにまとめられた手引書です．

2）林　直樹ほか（編）：医療現場におけるパーソナリティ障害　患者と医療スタッフのよりよい関係をめざして，医学書院，東京，2006
　▷ 医療現場に生じるパーソナリティ障害の患者の事例や対応法が具体的に記載されています．

🌰 あとがき 🌰

「コミュニケーションは難しい…」

　医療者からよく聞かれる言葉でもあり，また自分自身も常々感じていることです．今回，シリーズのうち「患者・家族とのコミュニケーション」をテーマとした本書の依頼を受けたとき，正直自分が適任なのかどうか，お受けするべきかどうか，かなり悩んだのが本音です．しかし，自身のさまざまな体験を読者の皆様と共有することで，コミュニケーションの重要性を考えるきっかけになればと思い，執筆をお引き受けしました．結果，コミュニケーションについて，自分自身が執筆するなかで非常に多くの学びになりましたし，共著の平山先生，山口先生と一緒に作り上げられたことは大変刺激にもなりました．

　このような貴重な機会を与えていただいた森田先生，柏木先生には心より感謝致します．また我々の執筆を支えていただいた南江堂の編集者の皆様にも厚く御礼申し上げます．

大武陽一

　「緩和ケアの超入門書シリーズ」が本シリーズのコンセプトで，執筆にあたっては森田先生・柏木先生より「知識4割，経験5割，その他1割のイメージで」という指示をいただきました．それを踏まえて，詳細な情報の提供というよりは，「わかりやすさ・捉えやすさ」を私なりに意識しながら執筆したつもりです（特にスピリチュアルペインの章はわかりやすさに大きく振っていますので，「専門家に叱られるかも」と内心ビクビクしております）．読者の皆様が今まで何となくもやもやしていた内容について，「あ，そーいうことなんだ！」と腑に落ちる一助に本書がなれたとしたら，私としては嬉しい限りです．

山口健也

　自分が執筆を担当した項のなかで，「発達障害」「パーソナリティ障害」という診断名は「障害」という言葉がついているが故に，自ずと患者に対してネガティブなイメージを抱いてしまうのではないかと思います．また，「うつ病」の項でふれた希死念慮は，実際に患者から訴えられると戸惑うことも多く，その対応に苦手意識をもっている方も少なくないのではないでしょうか．本書を通じて，読者の皆さんが抱いているそうしたネガティブなイメージや苦手意識が，少しでも緩和されればと思います．皆さんと，患者・家族との日々のコミュニケーションが円滑になり，臨床の質の向上につながれば幸いです．

平山貴敏

索　引

ようこそ緩和ケアの森
患者・家族とのコミュニケーション

2023 年 7 月 10 日　発行	シリーズ監修　森田達也
	シリーズ編集　柏木秀行
	著　　　者　大武陽一，山口健也,
	平山貴敏
	発行者 小立健太
	発行所 株式会社 南 江 堂
	〒113-8410 東京都文京区本郷三丁目 42 番 6 号
	☎(出版)03-3811-7198　(営業)03-3811-7239
	ホームページ https://www.nankodo.co.jp/
	印刷・製本 永和印刷
	装丁 渡邊真介

Good Communication with Patients and Relatives : Welcome to the Woods of Palliative Care
© Nankodo Co., Ltd., 2023

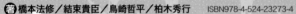
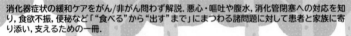

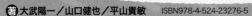